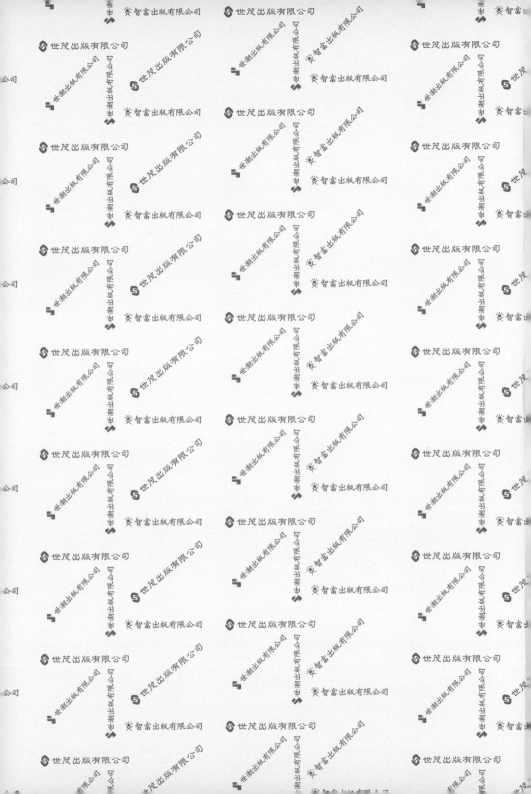

護腰輕鍛鍊

一天一分鐘，即刻緩解疼痛

戶田佳孝◎著
周奕君◎譯

前言

「一次一分鐘，簡單護腰操」，健康活到一百歲！

本書要獻給深受腰痛困擾的你！

感到「啊，腰好像又在痛了」的時候，建議讀者們試試看「一次一分鐘的簡單護腰操」。只要**透過輕鬆的伸展和肌力訓練**，**就可以有效預防腰痛或腰麻**的惱人狀況。

受到腰痛腿麻所苦，還在猶豫是否接受手術的人也先別著急。如果能持之以恆做護腰操，說不定根本不用走上手術這條路。

我在多年的從醫經驗中，就遇過好幾位手術後症狀反而惡化的患者，他們都非常後悔。其中一位就是A女士。

A女士現年七十二歲。她年輕時體重約四十五公斤，但是在妊娠高血壓（妊娠毒血症）發生後，體重足足增加了三十公斤，而且再也沒回復原本的體重。

三十八歲時，她來到醫院的婦產科接受子宮肌瘤手術。但住院時突然感到腰痛，又去了同一家醫院的骨科就診，後來醫師判斷是「腰椎椎間盤變薄，繼續惡化下去會導致椎間盤突出破裂」，於是動了腰部手術。

沒想到手術之後，她反而無法自主行走，三個月後，只好再動一次手術。這次手術雖取出了前次手術用的金屬骨釘、並進行削骨，但她依舊無法走路。

在這之後，A女士又分別於四十八歲和六十歲時各動了一次手術，總計接受三次擴大脊柱管（脊髓通過的椎管空間）的手術。然而她因行走不便以致缺乏運動所引發的肥胖問題，也讓她在五十三歲之後罹患糖尿病（見圖序－1）。

我對於A女士是否有必要動第一次手術，抱持很大的疑問。即使沒動手術也有機會在正常生活的情況下自然康復，那麼真的須要動到三次手術嗎？

圖序－1　A 女士的 X 光片與側面照

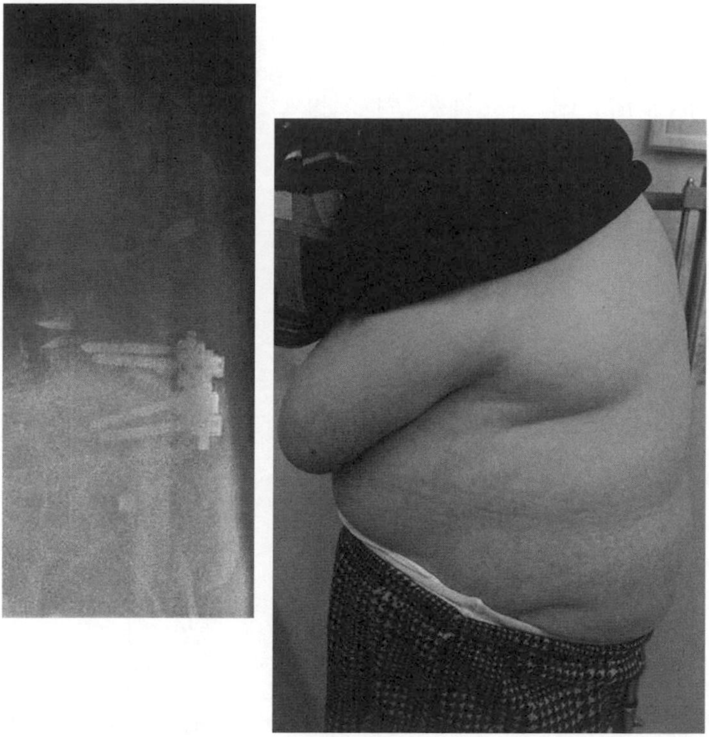

第五腰椎被插入了固定用的金屬植入物。由於每一次手術中都會磨除骨頭，導致骨骼強度弱化，進而引發第一腰椎的壓迫性骨折，站立時身體會呈前彎的姿勢。此外，行走不便以致缺乏運動而變得肥胖，體重過重也加大了脊椎的負擔。

因此希望讀者們千萬別和A女士一樣，匆促下就做出了手術的決定。話雖如此，的確也有些情況是最好能盡早進行手術。但這當中，**大多數人就算沒做手術，只要好好進行「簡單護腰操」，就能有效改善不適**。

這世界上有許多人都深受腰痛的毛病苦惱。根據日本厚生勞動省調查指出，日本國內光是為腰痛所苦的人口就高達二千八百萬人。也就是說，**每四個日本人就有一人受到腰痛困擾**。

就連另一項調查「長期以來受到什麼樣的症狀困擾？」回答「腰痛」的比例也超過其他症狀，在男性人口中高踞榜首，女性人口也登上第二名(1)。

可以說，「腰痛」已經是「國民病」，而且讓大多數日本人感到相當苦惱。

但是為什麼腰痛的人會這麼多呢？原因就出在日常生活中的姿態與動作變化。

早年日本人每天都要鞠躬和跪坐，使用和式廁所時也須要屈膝下蹲。然而隨著日本人原本重視問候與禮數的風氣衰退、日式榻榻米房間與和式廁所愈發少見，人們也**愈來愈少做出身體前彎與屈膝蹲踞的動作**。

其實當我們在做出鞠躬、洗臉這類站著將軀幹前彎的動作，不只是腰脊椎骨前傾，也同時會使骨盆前傾。而下蹲或跪坐時，骨盆會充分移動，骨盆四周的肌肉也會因活動而保持柔軟。

但是，**長時間久坐不動，會導致骨盆卡在固定位置不動，這樣下去，只會讓骨盆周遭的肌肉變得愈來愈僵硬，失去天生的柔軟度**。而這正是引發腰痛的關鍵因素。

嚴重性不只如此，**久坐不動的生活，也攸關我們的「健康壽命*」**。

一項調查針對二十個國家中十八～六十五歲約五萬人、詢問這些人一整天坐著的時間有多長。結果顯示，日本人平均一天就坐了七小時，是這二十個國家中的久坐冠軍[2]。原因恐怕是長時間的辦公室生活所致。

這實在是非常危險的一件事。

根據二〇一一年WHO（世界衛生組織）發布的調查研究指出，久坐十一個小時以

＊註：又稱健康平均餘命。係指一個人身體健康且不須依賴他人，擁有正常社會、生活功能的時間。

上的人，比起坐不到四個小時的人，死亡風險高出四〇%。WHO認為，久坐不動的生活所引發的健康危機，敲響了全世界一年兩百萬人死亡的警鐘。

為什麼久坐不動的生活，會大幅縮短我們的壽命？那是因為久坐會讓我們的**血液循環變差、損害肌肉新陳代謝的能力，同時容易引起肥胖與糖尿病**。而這些都與心肌梗塞、腦中風、失智症、癌症等重大疾病息息相關。

如果繼續維持久坐不動的生活型態，遲早會引發腰痛，而腰愈痛就愈不想動，以至於腰痛的情況逐漸惡化。與此同時，罹患疾病的風險也大幅提升。若對腰痛置之不理，就很可能會陷入這樣的惡性循環。

正因為我們避不開久坐的情況，所以**為了預防、改善腰痛，同時避免產生疾病，我希望各位能在一天當中，撥出一點點時間進行本書的「簡單護腰操」**。

接下來的日本即將迎來「人生百年年時代」。按二〇一七年統計，日本一百歲以上的人口為六萬七千八百二十四人。然而在二〇二〇年，預計將於二〇五〇年邁向一百歲的七十歲人口，估計就高達六八萬四千人之多(3)。

因此在各位讀者之中，想必也會有許多人將活到一百歲以上。可是，難得長壽的人生，卻因為腰不好難以四處活動，或是因長年臥病在床而使健康壽命變得很短，便會在人生中留下遺憾。

就算邁向一百歲，也能輕鬆坐在桌前工作。為了實現延長健康壽命的健康人生，請務必嘗試這種可以改善腰痛的「簡單護腰操」！

本書在介紹這些能夠有效守護腰椎的肌力訓練與伸展動作之前，也會同時出示**具有醫學根據的文獻**（見參考文獻〈1〉）。

近年來，每天都可以在書店看到新上架的健康類書籍。這是因為在長壽社會中，隨著高齡人口增加，關心健康的人也愈來愈多，以健康養生法為主題的書籍增多了。

但這些健康書的內容，大多是基於作者的經驗或想法所發明的健康方法，以及他們嘗試後「覺得」有效，或是康復後的「經驗談」，完全不能視為在醫學上判斷「有效的健康方法」。醫學並不是一種當下流行的技藝，其權威性在於，**無論任何人去做都能取**

得同樣的效果。

我從平成十年（一九九八年）於大阪吹田市開業至今，已經過了二十二個年頭。這麼多年來，我在骨科等醫學專業期刊上，總計發表過十七篇英文論文與一百四十六篇日文論文（截至二〇二〇年四月）。

這些論文之所以能夠發表於醫學專業期刊，必定得一一出示科學方法（臨床研究）與醫學根據，證明所提出的治療方法或指導方式具有成效，最後還要交由專家嚴格審查才能通過。

因此依照我的標準，市面上不斷出版那些並未出示醫學根據的健康書，我都認為是「不誠實」的作法。而我這次出版的新書，都來自於我的臨床研究、其他專家的研究成果與各種公開報導。以上都有列在參考文獻中(4~10)。

本書也在各章節末，以編號列出了參考文獻。沒有閱讀參考文獻習慣的讀者也可以跳過，但我衷心期盼，透過明列這些臨床研究與論文的出處，讓讀者們了解到書中所提到的內容，**絕對是可以信賴的治療方法與指導方式**。

書中所介紹的各種藥物名稱，都是使用通用名。因為使用商品名，可能會有廣告或影響銷售的疑慮。因此如果有讀者想知道商品名，在網路上搜尋相關商品資訊即可。

對於許多深受腰痛所苦的讀者，如果這本書能夠幫助你改善不適、找回健康人生，身為作者的我將會感到無上的喜悅。

戸田佳孝

參考文獻

1 厚生勞動省：平成28年（二〇一六年）國民生活基礎調查之概要。

2 Bauman A, et al: Am J Prev Med. 41: 228-235, 二〇一一年。

3 厚生勞動省：住民基本台帳之都道府縣報告（~二〇一〇年）。

4 《9割のひざの痛みは自分で治せる》，戶田佳孝，中經出版（現KADOKAWA），二〇一二年。

5 《不開刀不吃藥 簡單6招，膝蓋自然不痛了！：電視節目邀約不斷！日本膝關節博士的神奇自癒療法》戶田佳孝，三月文化，二〇一六。

6 《腰痛は「ヤンキー座り」で治る（腰痛の98％は手術なしで治せる！》，戶田佳孝，Makino出版，二〇一五年。

7 《ラジオ体操は65歳以上には向かない》戶田佳孝，太田出版，二〇一六年。

8 《10秒の「痛みとりポーズ」でひざ痛・腰痛はみるみる消せる！》，戶田佳孝，PHP研究所，二〇一七年。

9 《100歳まで自分の力でける「ひざ」のつくり方》，戶田佳孝，AlphaPolis，二〇一八年。

10 《1日半分のアボカドでひざの痛みはラクになる》，戶田佳孝，河出書房新社，二〇二〇年

目次 Contents

第二章 消除腰痛的簡單護腰操〈伸展篇〉

第三章

消除腰痛的簡單護腰操〈肌力訓練〉

第四章

改善腰痛的飲食──護腰食譜大公開！

第五章
對於骨質疏鬆症引起的腰痛也有效的簡單護腰操・飲食・藥物

第六章 日常生活中也能做！預防腰痛的自我照護

第七章 不用手術，非侵入性療法就能治！

第八章 小心治療腰痛藥物的副作用！

第一章

瞭解「腰痛的真相」，採取自救對策！

1 腰痛的最大原因：腰部四周「肌肉僵硬」！

我們為什麼會腰痛呢？

最主要的原因之一就是：**「腰部僵硬」**（圖1－1）。

「咦？我只知道肩膀僵硬，腰部僵硬倒是頭一次聽到。」有些人想必會驚訝地這樣說吧。但這可是千真萬確的事。

讓我用較艱深的專業知識進一步解釋。

肌肉是由「肌動蛋白」（actin）和「肌凝蛋白」（myosin），這兩種蛋白質構成的無數個肌原纖維所組成。當肌動蛋白與肌凝蛋白結合，肌肉會收縮；兩者分離時，肌肉會變得鬆弛。而要讓肌肉鬆弛，一種名為「ATP」（三磷酸腺苷）、專門供應細胞能量的分子化合物的作用就十分關鍵。

圖1－1　腰痛和肩頸酸痛一樣，原因都是肌肉僵硬

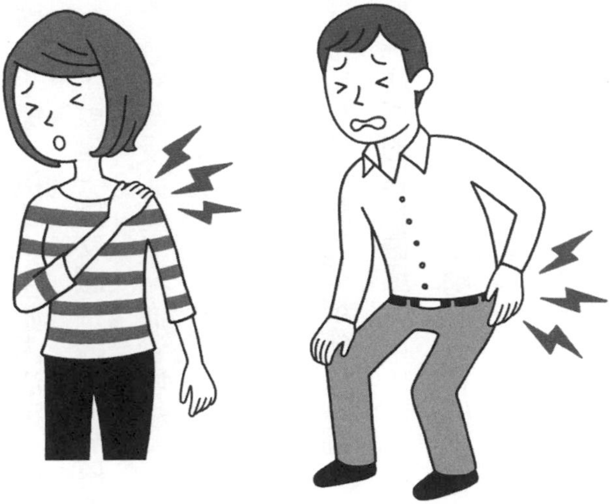

可是，當血管基於某些因素收縮，血液運送的氧氣量下降，就會引發ATP不足，造成肌動蛋白與肌凝蛋白無法分離。如此一來，身體的肌肉就會難以放鬆。

這就是所謂「僵硬」的狀態。簡單來說，**「僵硬」指的是肌肉一直處在收縮緊繃、難以放鬆的狀態**。也稱作「肌肉拘攣」。

肌肉僵硬會經由知覺神經先感受「疼痛」，再經過脊髓傳達到大腦。知覺神經就是當我們觸摸熱的物體，會意識到「好燙！」的神經系統。疼痛的訊息傳入脊髓時，「交感神經」會受到刺激，導致血管收縮變細。

順帶一提，交感神經是在清醒或感到興奮的情況下作用的自律神經。就像貓咪感到興奮時會豎起毛髮，這時，在體內活躍作用的就是交感神經。相反地，當我們覺得放鬆或想睡上一覺，就是「副交感神經」處於優位的狀態。

一旦交感神經受到刺激、血管收縮，輸送到肌肉的氧氣量降低，作為肌肉能量供給來源的ATP也會隨之減少。

於是肌肉會變得愈來愈僵硬，也漸漸疼痛起來。然後交感神經又再一次被刺激，血管收縮……形成反覆不斷的循環作用（圖1－2）。

這就是**「腰痛的惡性循環」**(1)。

因此，要想改善腰痛，勢必得打破這樣的惡性循環。而首要之務就是**舒緩「腰部僵硬」的症狀**。

圖1－2 **腰痛的惡性循環**

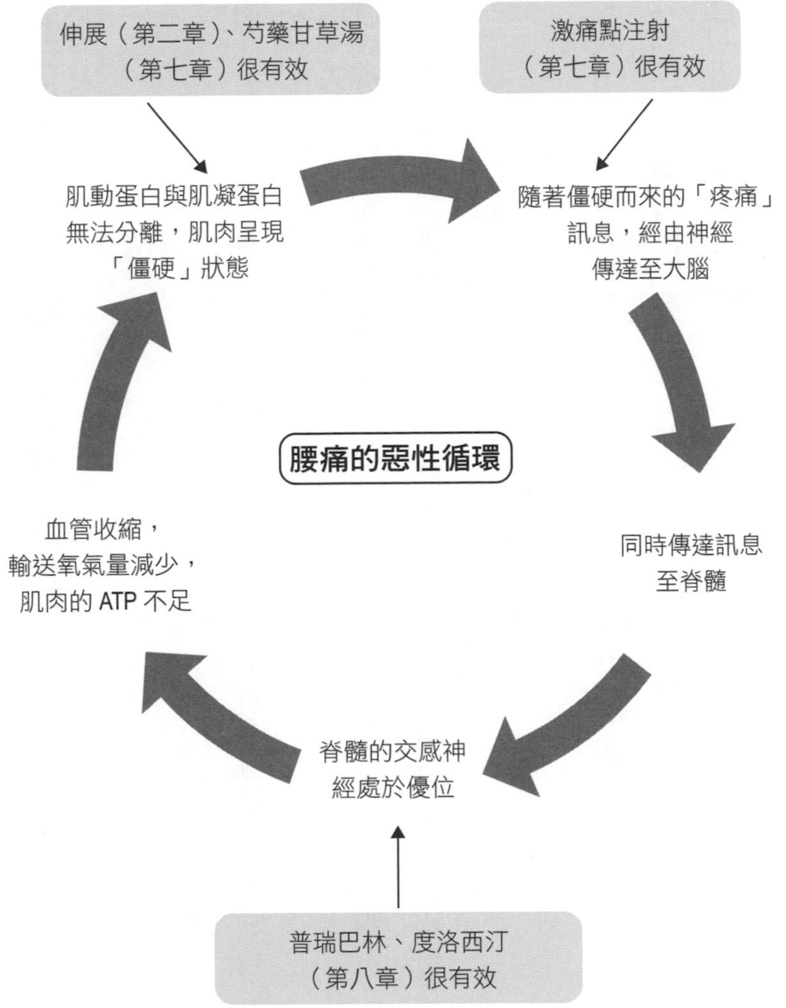
伸展（第二章）、芍藥甘草湯（第七章）很有效
激痛點注射（第七章）很有效
肌動蛋白與肌凝蛋白無法分離，肌肉呈現「僵硬」狀態
隨著僵硬而來的「疼痛」訊息，經由神經傳達至大腦
腰痛的惡性循環
血管收縮，輸送氧氣量減少，肌肉的ATP不足
同時傳達訊息至脊髓
脊髓的交感神經處於優位
普瑞巴林、度洛西汀（第八章）很有效

2 找回腰背柔軟度，有效舒緩疼痛！

問診時，有時患者會說：「雖然我很確定是腰痛，但實在難以想像是因為自己『腰部僵硬』。」

這時就出現一個問題：腰要痛到什麼程度，才是我們所說的肌肉僵硬呢？

因此，我找出了腰痛強度與「脊柱起立肌」緊繃程度之間的關係。脊柱起立肌就是一般叫做「背肌」的肌肉。

首先，我指導了五十七名腰痛患者進行「間歇性牽引（以機械性裝置拉動腰部的治療）」與「相撲深蹲開肩操（參照第二章第三節）」，時間為期兩週。並在治療前後，請患者填寫「羅蘭・摩里斯腰痛功能障礙問卷」（參照第六十八頁的專欄），以量度腰痛程度。

圖1－3　脊柱起立肌的柔軟度與腰痛的關係

肌肉硬度計　將這種透過按壓肌肉、量度肌肉回彈力道的工具，置於雅各比線（Jacoby Line，聯結骨盆兩側上緣的線）上進行測量。

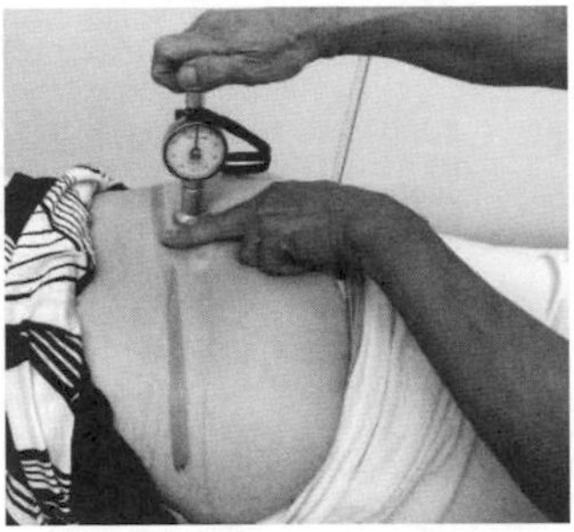

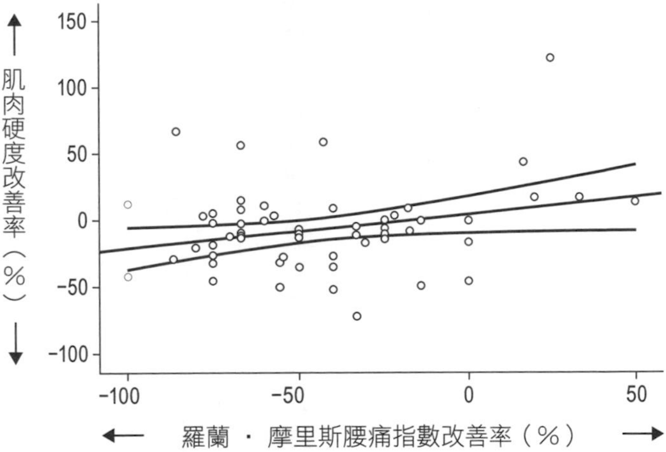

進行治療後，患者脊柱起立肌變得柔軟，在做原本會引發疼痛的動作時，大幅減輕了疼痛感。兩者之間呈現正比關係。

接下來，使用一種透過按壓肌肉、量度肌肉回彈力道，叫做「肌肉硬度計」的工具，放在雅各比線（聯結骨盆兩側上緣的線）上，測量治療前後肌肉緊繃程度的變化（圖1－3）。

結果顯示患者，經由治療讓脊柱起立肌變得柔軟後，會引發疼痛的動作數量也隨之下降，兩者之間呈現正比關係。

這也證明了，如果我們能**藉由伸展讓脊柱起立肌變得柔軟，就能有效打破腰痛的惡性循環**(2)。

所以，要改善腰痛，鬆開緊繃的肌肉以消除「僵硬」很重要。

3 久坐不動，是「腰椎骨盆節律失調」的元凶

話又說回來，現代社會中，為什麼這麼多人都深受腰痛所苦呢？最主要的原因就是**「長時間坐著不動」**。

過去人們從事農活時都要彎著腰，卻因此飽受腰痛所苦；而在現代社會，幾乎每個人都坐在桌子前面敲電腦，就延續了腰痛的苦惱。

我們坐著打電腦時，很容易變成**駝背的姿勢，導致脊柱起立肌的血液循環變差，肌肉也變得僵硬緊繃**。而這正是引發腰痛與肩頸酸痛的原因（圖1－4）。

不只如此，當身體保持前傾的姿勢，與腰椎連動的骨盆也會跟著前傾。**骨盆周遭的肌肉會因此變得緊繃，造成骨盆無法順暢活動。**

而這也會增加腰部的負擔，讓腰痛更趨惡化。這種情況就是本篇標題中的「腰椎骨盆節律失調」。

再加上長時間久坐不動，脊柱旁負責旋轉、側屈腰部的多裂肌會變硬。而一旦這種肌肉硬化，將進一步使腰椎滑脫，無法正常運作。

如此一來，**無論是腰部或骨盆周邊的肌肉，都只會變得愈來愈僵硬緊繃**。

圖1－4　駝背對血液循環的影響

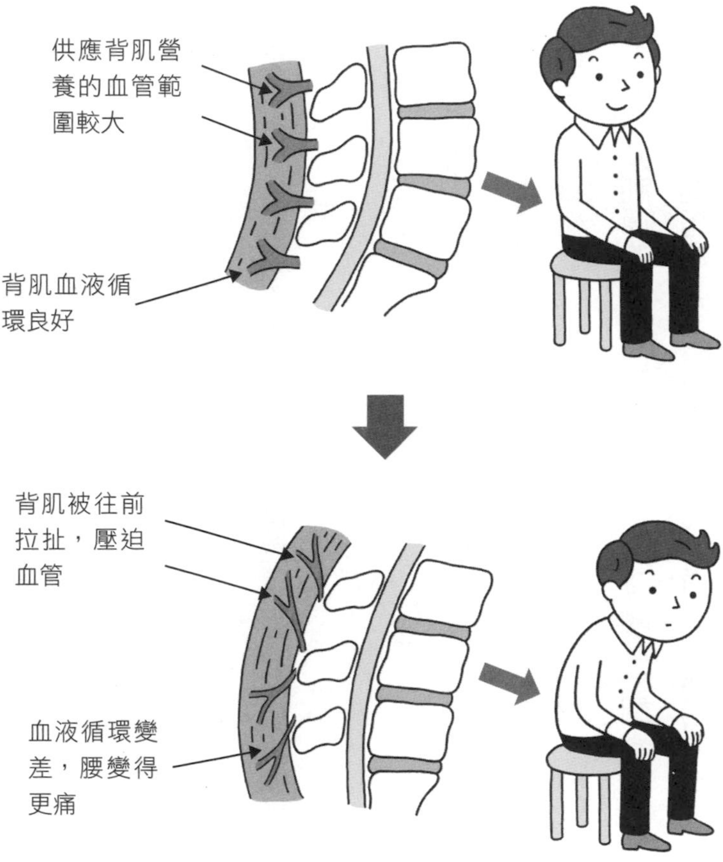

供應背肌營養的血管範圍較大
背肌血液循環良好
背肌被往前拉扯，壓迫血管
血液循環變差，腰變得更痛

駝背會讓背肌的血液循環變差！

4 臀部肌肉僵硬緊繃，腰痛更嚴重

長時間坐著不動的壞處，可不只是肌肉因此缺少活動這麼簡單而已。**與骨盆連接、決定臀部形狀的大殿肌與中殿肌，也會因為長期遭體重壓迫而血液循環不佳，以至於變得緊繃僵硬。**

一旦大殿肌與中殿肌變得緊繃僵硬，骨盆活動度不佳，身體前傾時會造成腰部更大的負擔。這種情況長期累積下來，腰痛只會變得更加嚴重。

實務上曾經針對奈及利亞的八百四十名公務員進行調查。調查結果顯示，腰痛的重症程度，和一天坐著的時間超過三小時有顯著關係，而**坐著超過六小時以上的人，出現腰痛的比例則非常高**(3)。

此外，如果對骨盆周遭肌肉變硬的狀態置之不理達三個月以上，肌肉不僅會縮短，肌耐力也會下降，造成慢性腰痛的症狀。日本骨科學會與日本腰痛學會的「腰痛診療指南」中也做出定義，**腰痛發病三個月以上即是「慢性腰痛」**[4]。

形成慢性腰痛之後，就很難擺脫腰痛的惡性循環，就算努力嘗試改善也須要花上很長一段時間。因此感覺自己「腰好像在痛」「腰又開始痛了」的時候，**盡快採取正確的應變方式才是最重要的**。

5 徹底認識你的腰脊結構

在這一節，將要帶各位重新審視「腰部」的構造。事實上，無論是腰部的疼痛位置或症狀的表現方式，都和腰部構造有很深切的關係。

而毋庸置疑地，想要精準治好腰痛，必定得找出究竟是腰部的哪個地方出了毛病，然後對症下藥，採行最合理、妥當的治療手段。

因此我希望各位讀者都能夠了解腰部的基本構造。接下來的說明可能有點複雜，但我會盡可能深入淺出，請大家千萬不要跳著讀，而是要確實吸收。

首先是腰部周圍的骨骼。腰部的骨骼之中，屬於脊椎（脊柱、脊梁骨）一部分的骨頭叫做**「腰椎」**。脊椎是由許多**「椎骨」**所組成，包括**「頸椎（七個）」「胸椎（十二個）」「腰椎（五個）」**，還有**「薦骨」（仙骨）**與**「尾椎」**。

圖 1－5 正常的脊椎 VS 駝背的脊椎

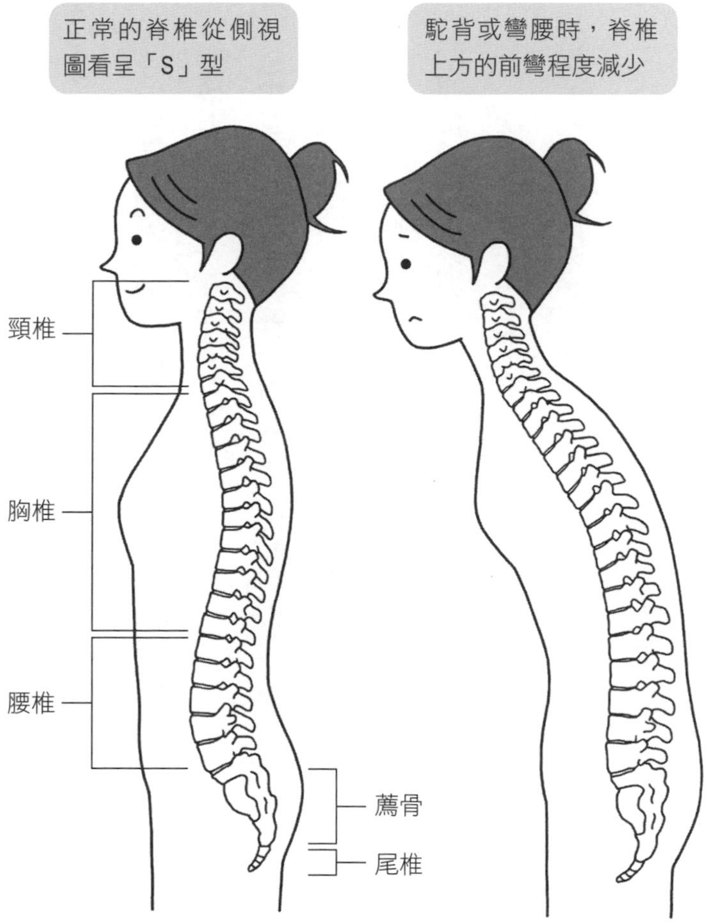
正常的脊椎從側視圖看呈「S」型
駝背或彎腰時，脊椎上方的前彎程度減少
頸椎
胸椎
腰椎
薦骨
尾椎

頸椎與腰椎都是呈前凸曲線（前彎），胸椎則是後凸曲線（後彎）。整體呈S型的用意是為了將頭部與上半身的重量往前後分散。

常駝背的人或是上了年紀的老年人，腰椎的前凸曲線會消失變得平直（圖1－5）。圖1－6是從側面看一部分的腰椎。椎骨從腹側看過去可分為「前方的脊柱」「中間的椎管」「後方的棘突」三大部分。

前方的脊柱是由呈柱狀的**「椎體」**所組成。椎體與椎體之間，連接相鄰的是作為緩衝保護的纖維軟骨**「椎間盤」**。前端脊柱的主要功能，就是負責撐起上半身的重量。

中間的椎管內有來自大腦的神經束**「脊髓」**通過，這條通過脊髓的管子就叫做**「脊椎管」**。脊椎管由連接前方脊柱與後方棘突的**「椎弓」**包圍保護起來。

椎弓左右各有一個**「橫突」**，上下椎弓根部之間形成的孔洞叫做**「椎間孔」**，往足部的神經（神經根）便是從此處穿出。

圖1－6　正常的腰椎側視圖

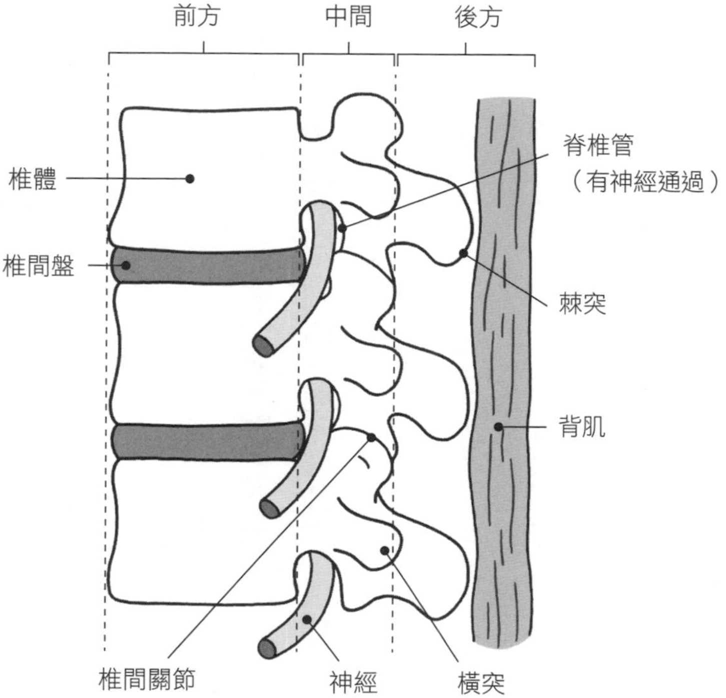

在那後方還有凸起的**「上關節小面」**與**「下關節小面」**，關節上下咬合連接後形成脊椎關節。這種關節又叫做**「椎間關節」**。

後方的**「棘突」**，是一種像恐龍背鰭一樣垂直突起的骨頭。伸手往後背摸到的一個個突起的骨頭，就是這種棘突。

從下方作為底座支撐這些椎骨的，就是**「薦骨」**，其外形比腰椎平滑許多。位於薦骨的左右兩側，是與構成骨盆的大塊骨骼**「髂骨」**（又稱腸骨）連接的**「薦髂關節」**。

薦骨尾部有個骨開口，即是前面提到的**「薦骨裂孔」**。這個開口連接脊椎管。而這些骨骼上分別緊密附著各式各樣的肌肉。

下一節就來認識這些肌肉吧。

6 腰部肌肉撐起了脊椎

沿著椎骨最後方的棘突一帶，有著俗稱「背肌」的**「脊柱起立肌」**。

脊柱起立肌從頭蓋骨延伸至骨盆，是一種非常長的肌肉，由**「棘肌」「最長肌」「髂肋肌」**這三種肌肉所組成。軀幹在脊柱起立肌的作用下，得以筆直站立，並進行鞠躬、挺胸等動作。

脊柱起立肌不僅僅在頭蓋骨到骨盆上附著延伸，也**附著於腰椎橫突**，並且**讓腰椎與骨盆產生連動**。這種連動非常重要，請各位務必牢記（圖1－7）。

說個題外話，燒肉店菜單裡常見的里肌肉，或是沙朗牛排使用的腰脊肉，都是牛的脊柱起立肌。牛的背肌相當美味。

正因為脊柱起立肌是支撐脊柱的肌肉，一旦長時間久坐，這種肌肉會變得疲勞而緊繃。所以，對於容易因久坐而導致腰痛的上班族或職業駕駛，首要目標就是提升脊柱起立肌的柔軟度。在此，我特別推薦一種十秒鐘護腰操：**「蹲式廁所的微伸展」**（參照第二章第七十六頁）。

還有一種**「多裂肌」**，從腰椎的棘突斜向連接下位腰椎的橫突。這種肌肉可以穩定脊椎、維持姿勢，例如我們扭腰時不會因此往一側跌倒。

但**如果常常保持駝背的姿勢工作，多裂肌會變得疲勞，並且愈來愈緊繃**。多裂肌的一部分肌肉纖維，附著在椎間關節的關節囊，因此當多裂肌變硬，椎間關節就會受到刺激，身體在扭腰時便會感到疼痛(5)。

所以，對於扭腰時會疼痛的人，目標就是提升多裂肌的柔軟度，在此我要推薦的是**「相撲深蹲開肩操」**（參照第二章第八十一頁）。

圖1－7　脊柱起立肌的構造

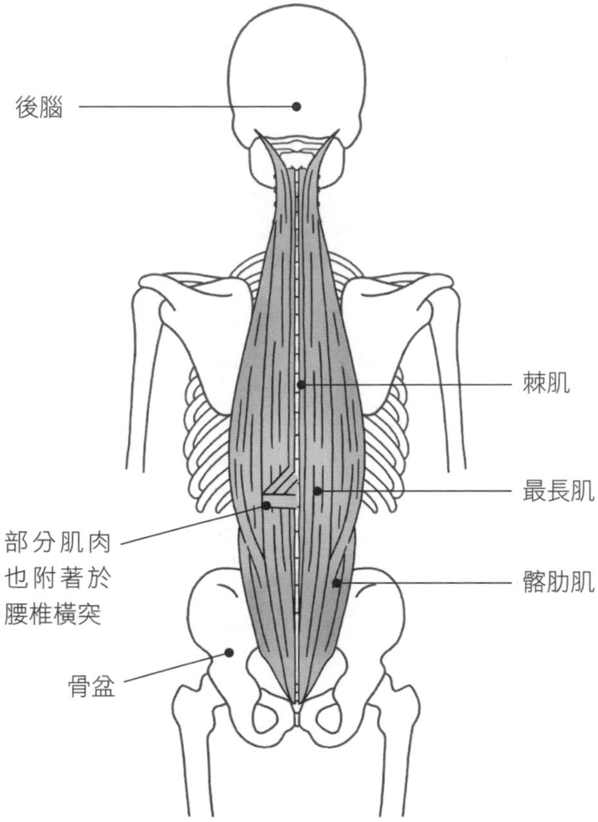

7 臀部肌力衰退也會引起腰痛

臀部最外層的肌肉是**「大殿肌」**，附著在伸展髖關節的肌肉上。在大殿肌之下，就是從骨盆緣（薦骨翼）往大腿上端（大轉子）延伸而去的**「中殿肌」**。由於大殿肌是髖關節往後伸展時屈伸的肌肉，長時間久坐會讓髖關節變得歪斜，肌力也會逐漸低下。

上半身俯臥、腰部被從後方按壓時，大殿肌穩定的人會覺得「好舒服啊」；可是，大殿肌肌力低下的人卻會覺得「好痛！」

由此可知，大殿肌肌力低下的人，肌肉的放鬆回彈力量也很疲弱，一旦腰部被從後方按壓，就會直接讓薦髂關節承受更大的壓力(6)。

這種測試又叫做「俯臥姿腰椎穩定性測試」（圖1－8）。

圖1－8　**俯臥姿腰椎穩定性測試**

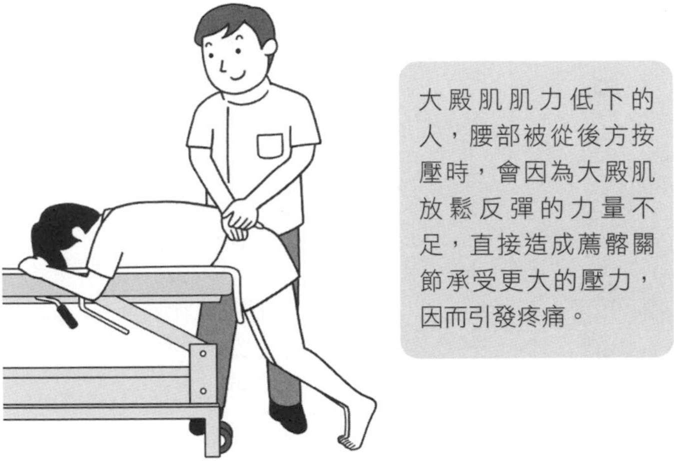
大殿肌肌力低下的人，腰部被從後方按壓時，會因為大殿肌放鬆反彈的力量不足，直接造成薦髂關節承受更大的壓力，因而引發疼痛。

要想提升大殿肌的肌力，我同樣推薦**「相撲深蹲開肩操」**（參照第二章第八十一頁）。如果在進行測試時，同樣也在腰部被按壓時覺得「好痛！」那麼不妨試試看這種護腰操。

大殿肌肌力低下的人，腰部被從後方按壓時，會因為大殿肌放鬆反彈的力量不足，直接造成薦髂關節承受更大的壓力，因而引發疼痛。

8 找回腰背柔軟度，有效舒緩疼痛！

再來要解說與腰痛有著極深關係的「神經」。

腰部骨骼正中央是脊椎管，裡頭通行著來自腦幹後段的延髓及下接的脊髓。脊髓是一道神經纖維束，直到腰椎神經下段，神經根束才像馬尾巴一樣散開，故依其外型命名為**「馬尾神經」**。

馬尾神經朝左右分支成束往臀部延伸，到了大腿後再匯集成束，叫做**「坐骨神經」**。就像是許多支流匯集成大河一樣。

坐骨神經在膝蓋處分支後，便從小腿延伸到趾尖。因此當腰部神經在不尋常的情況下遭到壓迫，不只是腰痛，連大腿、小腿、腳掌，甚至是腳趾，都可能出現疼痛或麻木的情況（圖1－9）。

圖1－9 **坐骨神經痛發生的部位**

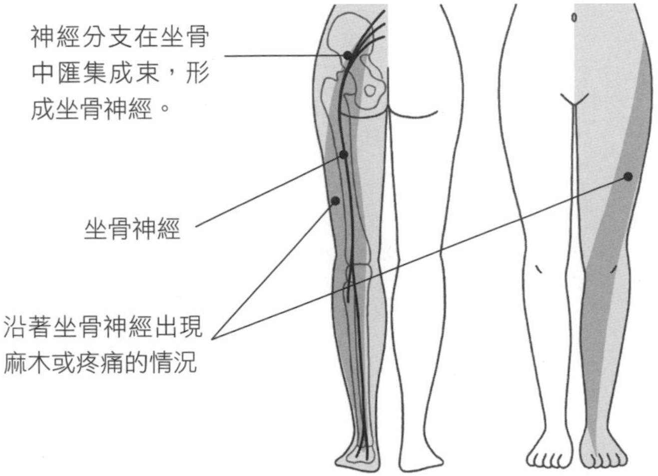
神經分支在坐骨
中匯集成束，形
成坐骨神經。
坐骨神經
沿著坐骨神經出現
麻木或疼痛的情況

這類引發前述症狀的神經異常狀況，有些可以透過X光等影像檢查，找出神經遭壓迫的部位。**這種原因明確的腰痛，又叫做「特異性下背痛」**。像是「椎間盤突出」「腰椎管狹窄症」「退化性腰椎症」「脊椎壓迫性骨折」，都屬於這類腰痛。

可另一方面，我們無法透過X光或MRI（磁振造影掃描）來評估肌肉的狀況。因此在影像檢查中並未顯示異常的腰痛症狀，在骨科醫療上皆視為「病因不明」，並且稱作**「非特**

異性下背痛」。「非特異性」以醫學用語來說，就是「無法研判原因」的意思。

雖然我見過的腰痛患者中，大多數都是屬於非特異性下背痛。但也會發生以為是非特異性下背痛，其實是特異性下背痛的情況。如此一來，治療方式就完全不同了。所以在進行腰痛的診斷時，必須確實釐清是否為特異性下背痛。

因此接下來，我想針對這些疾病簡單向各位說明。

9 引起下背劇痛的椎間盤突出

腰椎椎間盤突出的原因，如同一開始所介紹，是因構成腰椎骨的「椎間盤」出了問題而引發腰痛（圖1－6）。

椎間盤的中央部為**「髓核」**，構成髓核的主要物質是一種極具黏彈性的液體。如果拿包子來比喻椎間盤，髓核就像是包子裡的餡料。

而髓核的周圍部，就像是將洋蔥橫切後呈同心圓狀排列的**「纖維環」**。各位不妨試著想像，椎間盤其實就像是在洋蔥中心填入餡料的一種組織。

年輕時，纖維環就像橡皮一樣柔軟且伸縮自如，但隨著年歲增長，纖維環的水分變得愈來愈少，逐漸失去了彈性。我曾經聽聞一種令人吃驚的說法：椎間盤內的水分在二十歲時最多，之後只會不斷流失。

十幾歲的青少年時期，椎間盤的上下「椎體」內血液供應充足，椎間盤也充滿水分。然而，儘管十幾歲時椎間盤內含水量接近九成，二十歲之後就會因為血流量下降，水分逐漸流失，變得愈來愈乾燥(7)。

當椎間盤失去了水分與柔軟度，纖維環會開始磨損，並出現裂縫。於是椎間盤中央的髓核會往外突出，壓迫到椎間盤後方神經，進而引起腳痛或腳麻。這就是我們常說的腰椎椎間盤突出（圖1－10）。

除了腰痛，椎間盤突出的疼痛特徵還包括大腿內側至小腿肚一帶，會像被電到一樣感到麻木刺痛（坐骨神經痛）。其中不少患者也因為受不了劇痛，而心生「與其痛成這樣，寧願動手術！」的念頭。

不過，髓核向外突出時會摩擦周圍的韌帶而導致出血，此時會引來「免疫細胞」聚集，而這些細胞會誤以為突出的髓核是來自體外的敵人（抗原）並加以攻擊。

與此同時，也可能發生由於向外突出的髓核遭到免疫細胞吞噬，椎間盤突出的症狀自然痊癒的情況。這段因突出髓核誘發免疫反應，而導致突出髓核被吸收的期間，從症狀出現時起算大約三個月。

圖 1 － 10　腰椎椎間盤突出的構造

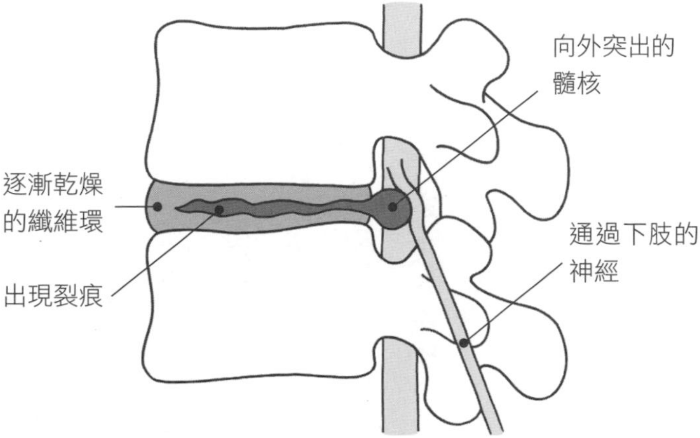

椎間盤突出的 MRI 影像

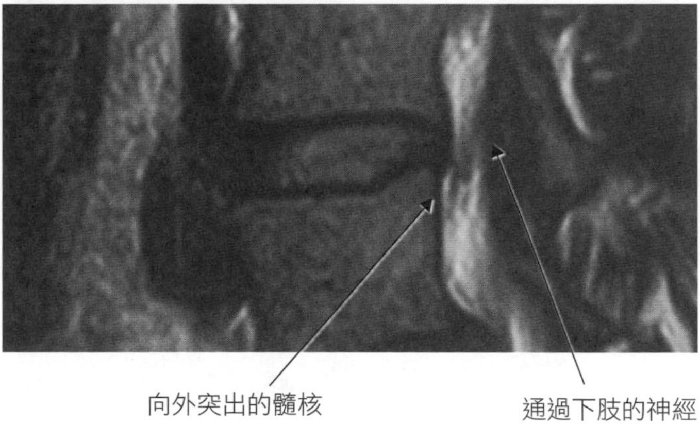

所以，被診斷出椎間盤突出時，請抱著**姑且先承受劇痛，也不要立刻動手術的決心，可以試著以止痛或伸展撐過這段時間，發病後約三個月再次觀察、決定後續的診療方式**。

在我的療程中，為了打破腰痛的惡性循環（圖1－2），我會先以消炎鎮痛藥或藥布來舒緩。在第六章中詳細說明的護腰，也可以讓腰椎穩定下來。

若過了兩週疼痛仍未獲得緩解，可以從薦椎裂孔處下針，給予局部麻醉，也就是「薦椎裂孔注射療法」（參照第七章第五節）。每週只須注射一次，整個療程共五次。如果疼痛還是沒有緩解，可以進一步考慮是否要進行「赫尼可注射」（Hernicore，參照第七章第七節），注入溶解髓核的藥劑。

10 腰椎管狹窄症造成腰痛腿麻

腰椎管狹窄症是一種因腰椎中間通過神經的管道出現異常所引發的腰痛（圖1－11）。隨著年紀增加，椎間盤會因失去水分而變薄，通過椎間盤後方的神經因此遭到擠壓。與此同時，供給神經營養的血管也會為了減少壓力而變得彎曲。

如此一來，血液循環當然會變差，神經也無法得到充分的營養。像是**長距離行走時會感到腰部疼痛，導致走路時會彎腰或只能停下來休息舒緩（間歇性跛行），也像在沙上行走，腳掌會出現麻痺疼痛感**。這些都是腰椎管狹窄症的症狀。

還有一點，腰椎管狹窄症的發病也和椎管內韌帶變厚有關。神經是人體內相當脆弱的組織，因此脊椎管前後的前縱韌帶、後縱韌帶便扛起了保護神經組織的角色。

然而，這些韌帶會因老化或過度疲勞而持續增厚。韌帶一變厚，脊椎管就會變得狹窄，通過其間的神經因而遭到壓迫，引起疼痛與麻痺感。

原本應該要保護神經的韌帶，卻反過來壓迫神經，而這種現象或許也和人類平均壽命延長有關。換言之，隨著人類愈活愈久，會罹患某些疾病也可說已經注定了的。

我在診療腰椎管狹窄症的患者時，首先會從提供神經營養著手，要求他們攝取「昆布高湯」或「貝類」等食物，同時指導他們使用「代步車」和「腰部保護帶」（參照第四章第一節、第六章第六節）。

我也會讓患者服用「普瑞巴林」（參照第七章第二節）等緩解神經性疼痛的藥物。如果疼痛持續未改善，就實行每週一次、共五次的「薦椎裂孔注射療法」（參照第七章第五節）。

診斷出腰椎管狹窄症之後，或許有些骨科醫師會建議動手術。但就像我在前言所舉的A女士案例，也可能會出現金屬植入物伴隨老化後骨質疏鬆症進程，又得再動一次手術取出的情形。

圖 1 － 11　腰椎管狹窄症發生的構造

腰椎管狹窄症的原因

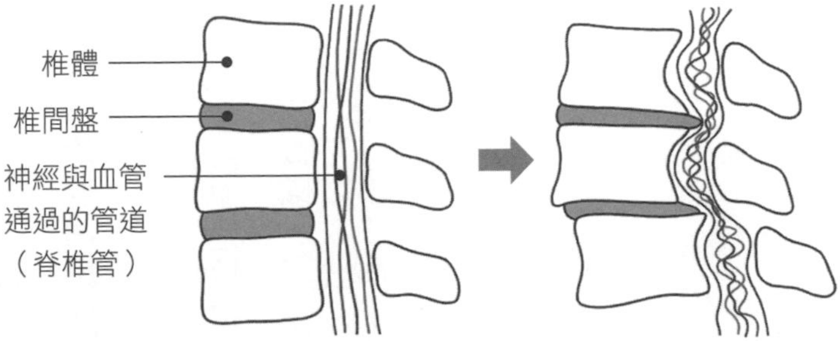

隨著年齡增長，椎間盤會變薄，神經與血管也會變得彎曲，導致血液循環變差，難以供給充足的營養

實際的 MRI 影像

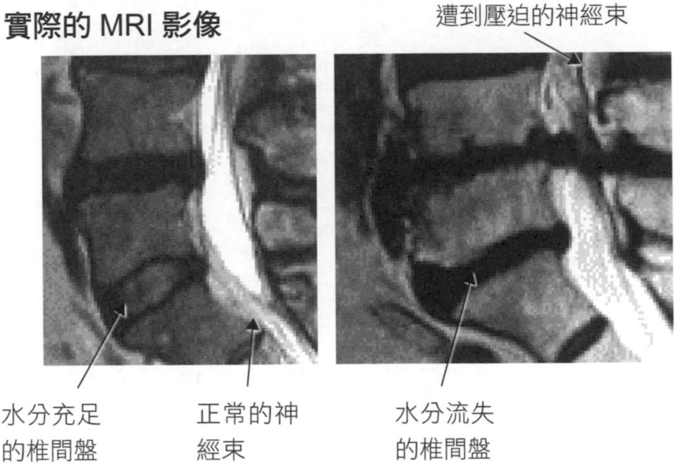

關於這一點，我會在第七章為各位做出更詳細的說明。依據我長期針對六百五十四名腰椎管狹窄症患者的追蹤調查研究，**發病初期就動手術的患者，雖然患處的疼痛麻痺感會獲得改善，但是八年後的治療成效，與沒動手術的患者並無不同**(8)。

為什麼動手術或不動手術，得到的卻是同樣的結果呢？也可能是因為只針對某個地方動了手術，可是其他部位還是持續退化，因此八年後又回到了老樣子。基於前述的調查結果，我並不積極建議腰椎管狹窄症的患者進行手術。

說到底，這種疾病還是老化所引起的。我還在醫院當小醫生時，當時的恩師雖也執刀過無數腰部手術，但當他自己因腰椎管狹窄症而變得行走困難，到頭來卻沒有選擇動手術，只是靜靜地療養。

11 腰椎錯位的腰椎退化性疾病

如同前面針對腰部構造的說明，上下椎體突起處咬合連接的部分，就叫做「椎間關節」。

椎間關節的軟骨會隨著年齡而耗損退化，演變成骨頭與骨頭間直接相互摩擦，繼而讓軟骨變得粗糙不平，骨骼排列不正。這就是「退化性脊椎疾病」。

退化性脊椎疾病多見於男性，尤其是常彎腰或屈身工作的職業。當骨骼排列不正，還會加重周圍的肌肉與韌帶負擔，進而引發肌肉性腰痛。

因此出現在腰椎的退化性脊椎疾病，就叫做「腰椎退化性疾病」（圖1－12）。這種疾病的特徵是，**剛起床移動時、短暫坐下後起身時會感到疼痛**。如果要打個比方，就像是「沒上油的腳踏車」一樣。

沒上油的腳踏車剛開始往前起步時，會發出嘎吱嘎吱的聲響，騎一小段之後才會比較好騎。腰椎退化性疾病也一樣，由於軟骨老化耗損，行走時腰部會發出喀喀聲。

各位在應對腰椎退化性疾病時，請不要讓腰部冷到（盡可能保溫）。之後每天起床時，不妨簡單做一回「麥肯基氏伸展操」（McKenzie Extension Exercise），或是「威廉氏伸展操」（Wiilliams' exercise）。此外，如果感到像發作時那樣的劇痛，可以使用「醫療用腰痛保護帶」（參照第六章第四節、第五節）。

圖1－12　讓你的腰喀喀響的腰椎退化性疾病

腰椎退化性疾病

椎間關節的軟骨因磨損而呈鋸齒狀，造成骨頭與骨頭間直接摩擦。

骨質疏鬆症引起的壓迫性骨折

骨骼因流失而形成許多孔隙，變得脆弱易骨折。

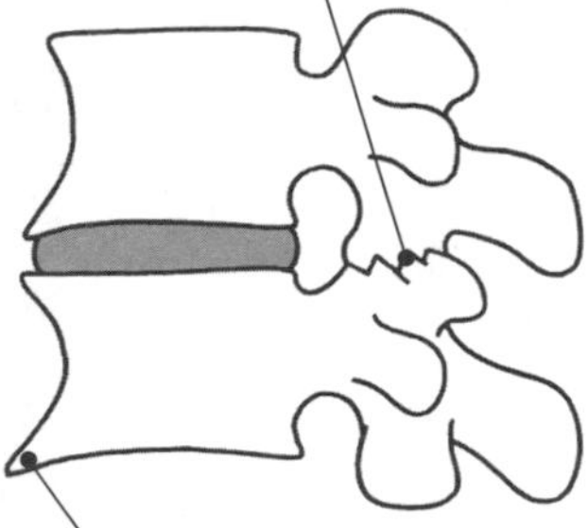

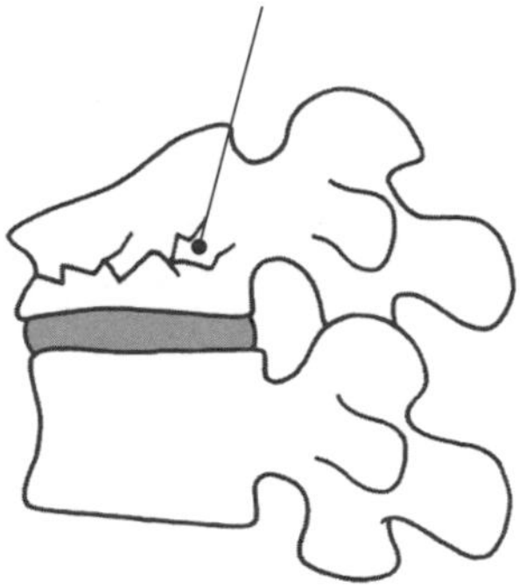

骨骼變得粗糙不平、
排列不正。

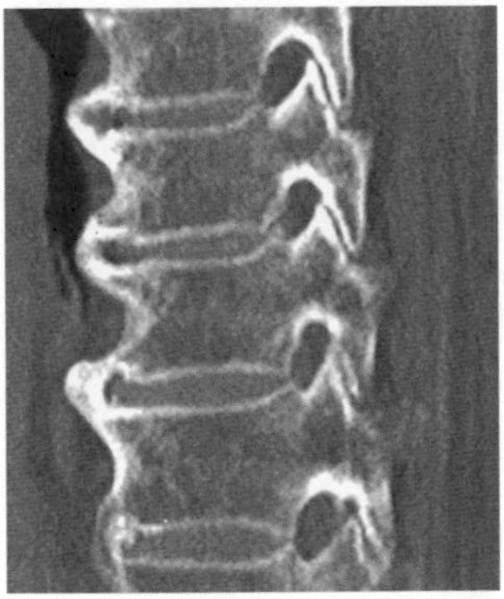

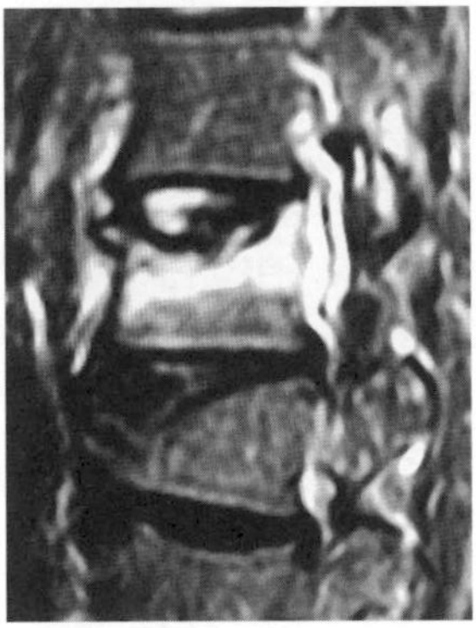

12 彎腰駝背引起的脊椎壓迫性骨折

退化性脊椎疾病的特徵是，骨骼表面會變得粗糙不平。而同樣的脊椎退化症狀，也常見於老年人身上，並且通常會因為「脊椎壓迫性骨折」，導致患者出現**脊柱彎曲或駝背**的情況。

脊椎骨折的最主要原因就是「骨質疏鬆症」。人體的鈣質一旦流失，骨骼會變得中空疏鬆，椎體因此被壓陷而引起骨折。而且，當其中一個椎體出現壓迫性骨折，脊椎的平衡隨即遭到破壞，周邊的骨骼就會像被推倒的骨牌一樣，接二連三出現骨折，這就是脊柱為何會變得彎曲駝背的原因。

壓迫性骨折不僅僅會引起劇烈疼痛，旁邊的脊柱起立肌也會變得緊繃，進而引發腰痛。我會在第五章說明，如何使用「抑鈣激素」（calcitonin）或「副甲狀腺素」來緩解這種疼痛。此外，我們在一面保溫腰部的同時，也可以同步進行第二章的「蹲式廁所的微伸展」，對於脊柱起立肌的舒緩相當有效。

骨質疏鬆症會造成嚴重的脊椎壓迫性骨折，而這種現象比起男性，更好發於女性。這是因為女性荷爾蒙具有幫助骨骼吸收鈣質的功用。但女性停經之後，女性荷爾蒙分泌會逐漸減少，鈣供給量下滑，骨骼密度就會急遽流失。

因此對女性而言，為了防止骨折及伴隨而來的腰痛，必須嚴加預防骨質疏鬆症發生。我會在第五章（參照第二節）說明預防骨質疏鬆症的相關方法。

以上就是主要的特異性腰痛症。不過，**如果在靜養中仍覺得腰痛不止，也可能和內臟疾病有關**，像是胃潰瘍、膽囊炎、胰臟炎、腎盂腎炎等等。所以請各位依自身情況判斷，並且務必盡早前往內科就診。

13 原因不明的腰痛為何急遽減少？

在舊版的《腰痛診療指南二〇一二》（腰痛診療ガイドライン２０１２）中，原因不明的非特異性腰痛症就占腰痛人口達八十五%[9]。

然而在二〇一九年發布的新版指南中，經過詳細調查腰痛的原因，七十五%以上可診斷出原因，非特異性腰痛症只剩下二十二%。

依據新版內容，腰痛原因與椎間關節相關者為二十二%、與肌肉與肌膜相關為十八%、與椎間盤組織相關為十三%、診斷為腰椎管狹窄症為十一%、椎間盤突出為七%、與薦髂關節相關為六%等等。

原因不明的腰痛從二〇一二年的八十五%，七年後急遽下滑至二十二%，落差實在相當大。新版則針對舊版中非特異性腰痛症的統計數字八十五%做出了回應：「本指南中會說明，關於腰痛的診療，無論是做出明確的診斷、或是選擇適合自己的治療方法都並不容易。而這一點，對於一般大眾有其教育意義。」

不過，這當中仍有值得商榷的空間。而我的判斷是，除了透過X光檢查得知的「變形性腰椎症（與椎間關節相關）」二十二%，以及MRI檢查出的「腰椎管狹窄症」一一%、「椎間盤突出」七%，總計約四十%，其餘六十%都是非特異性腰痛症。

那麼為何日本骨科學會、日本腰痛學會，都認為八十五%的腰痛屬於非特異性，也就是「原因不明」的腰痛呢？關於這個問題的答案，致力於腰痛疾患的物理治療師中尾浩之曾在其著作中這麼說明過：

「因為在非特異性腰痛症中，並不存在那些攸關性命的高危險性腰痛，而忙碌的醫師們也不認為有必要特別花時間去追究這類腰痛的原因。畢竟原因不明的腰痛中超過八十%，六個星期後就算患者什麼也沒做就能痊癒[10]。」

換言之，在骨科醫師眼中，像這種幾乎都能自然痊癒的腰痛症，由於沒有緊急治療，也沒有動手術的必要，所以**根本不用去追究背後的原因**。

但要是患者持續腰痛，大多數醫師會說：「照一次MRI看看吧。」而關於這樣的建議，中尾先生也在其著作中批評[10]：

「為什麼醫院總是優先建議患者做ＭＲＩ？首先，在日本做ＭＲＩ的費用較高，還有一個優點是，容易向患者說明。好比說，就算腰痛的原因和ＭＲＩ上發現的異常毫無關係，但比起對患者說『找不出原因』，不如從影像中指出異狀更能展現專業。」

比起診療上的必要性，建議患者做檢查背後的原因，其實是**出於賺錢以及醫師的面子**。中尾先生說得沒錯，我認為自己身為骨科醫師，對此也必須深切反省。

在實務上，不少患者明明有椎間盤突出或腰椎管狹窄症的症狀，ＭＲＩ卻照不出來的情況屢見不鮮。反過來說，即便ＭＲＩ的結果出現異常，實際上並未發生腰痛或神經症狀的人也很多。

不過若腰痛患者出現劇烈的坐骨神經痛或行走困難，以及排尿障礙等神經性症狀，的確要盡快動手術，有些甚至是惡性腫瘤已經出現了脊椎轉移的現象。因此為了盡早發現這類重大徵兆（紅旗症狀，red flag symptoms），也有必要進行ＭＲＩ等影像檢查來做出診斷。

儘管如此，大部分的腰痛並沒有必要進行影像檢查。到底是非特異性腰痛症？還是特異性腰痛症？又或者是重大疾病的紅旗症狀？不管是哪一種，骨科醫師的責任就是要區別患者的症狀，並做出是否有必要進行影像檢查的判斷。

所以，當我們做護腰操一段時間之後，發現腰痛並沒有改善，就要懷疑自己的腰痛是否與罹患重大疾病有關，然後盡快前往醫院就診。至於**判斷護腰操是否有效的判斷基準，建議各位不妨兩個星期後再行觀察身體的變化**。

接下來第二章，我會介紹各式各樣對症下藥的護腰伸展操。

第一章 重點整理

- 腰痛的真相是肌肉處於緊繃狀態的「下背僵硬」。
- 長時間久坐不動，骨盆周圍的肌肉會變得緊繃，導致「腰椎骨盆節錄節律」失調。
- 為了打破「腰痛的惡性循環」，可以透過適當的伸展來改善「下背僵硬」。
- 就算MRI的結果出現異常，也無法判定就是引起腰痛的真正原因。
- 出現坐骨神經痛時，不要立刻動手術，前三個月先嘗試尋求手術之外的治療方式。

專欄 1

測量腰痛強度的方法

〈羅蘭・摩理斯腰痛指數〉

羅蘭・摩理斯的腰痛問卷（Roland-Morris Disability Questionnaire，RDQ），是已在全世界廣泛被用來評量腰痛程度的問卷（圖專欄－1）。

問卷上的問題包括「因為腰痛而覺得起身困難嗎？」「腰痛會讓你不好穿鞋子嗎？」等等，患者要在治療前後回答這二十四項問題，經由統計其中符合的項目，評估個人的腰痛程度(11)。

符合零～三項為症狀輕微，符合四～十四項為症狀中等，符合十五項以上就是重度腰痛。

這分問卷的版權（擁有著作物在複製、販售上之獨占權）屬於「RDQ日語版製作委員會」，所以很可惜，無法在書中向各位完整介紹這二十四項問題的內容。

圖專欄－1　羅蘭・摩理斯腰痛問卷簡化版

1）外出時覺得不方便	9）穿衣服比平常慢	17）不能走超過 15 分鐘
2）睡覺時常改變姿勢	10）不能久站超過三十分鐘	18）睡眠不足
3）走路速度比平常慢	11）站立時彎腰有困難	19）穿衣服要靠別人幫忙
4）沒辦法長時間散步	12）從椅子上起身有困難	20）無法從事要一直站著的工作
5）從床上翻身起來時有困難	13）腰背部幾乎隨時在痛	21）避免做粗重的工作
6）大部分時間待在床上	14）無法轉頭向後看	22）情緒變得暴躁易怒
7）要扶著東西才能站起來	15）食欲下降	23）上下樓梯有困難
8）要拜託別人幫忙自己	16）穿襪子有困難	24）早上起床困難

我將這些問題稍微簡化後列於上表。但是想經由正式問卷來評估腰痛程度的讀者，可以連上「健康相關QOL SF-36®」的官網，然後點進「RDQ（Roland-Morris Disability Questionnaire）」頁面中的「問卷範例」參照即可*。

*編註：可於網路上搜尋到中文版的羅蘭-摩理斯下背痛生活障礙問卷。

參考文獻

1 〈Orthopaedics〉29: 59-68, 竹井仁，二〇一六年。

2 〈臨床骨科〉50: 579-584, 戸田佳孝，二〇一五年。

3 〈Occup Med〉53: 287-289, Omokhodion FO, et al. 二〇〇三年。

4 《腰痛診療ガイドライン ２０１９》日本骨科學會診療指南委員會，南江堂，二〇一九年。

5 〈理学療法京都〉41: 25-29, 林典雄，二〇一二年。

6 〈理学療法科学〉27: 309-313, 末廣忠延等人，二〇一二年。

7 〈中部整災誌〉55: 755-756, 森本雅俊等人，二〇一二年。

8 〈Spine.〉40: 63-76, Lurie JD, et al. 二〇一五年。

9 《腰痛診療ガイドライン ２０１２》，日本骨科學會診療指南委員會，南江堂，二〇一二年。

10 《図解入門 よくわかる腰痛症の原因と治し方》，中尾浩之，秀和 System，初版，二〇一六年。

11 〈Spine.〉8: 145-150, Roland M, et al. 一九八三年。

第二章

消除腰痛的簡單護腰操〈伸展篇〉

1　一分鐘的「簡單護腰操」最有效！

「來做伸展吧。」

每當我向前來就診的腰痛患者這麼說，他們之中不少人會想像成是那種時下流行的開腳操，然後一臉凝重地說：「我從小身體就很僵硬，實在做不來，有沒有伸展以外的治療方式呢……」

但就如同我在第一章所提到的，這本書所指導的伸展操，目的並不在於提升身體的柔軟度，而是為了打破「腰痛的惡性循環」。要改善腰痛，**進行拉伸肌肉就能很有效**。這一點請各位讀者放心。

而且，**伸展的時間「一下子」就好**。相關的醫學證據，來自任職於新潟醫療中心復健治療科（二〇一二年時）的梨本智之先生的論文(1)。

這項研究的受試對象是十名健康男性。實驗讓他們分別進行股四頭肌（大腿前側肌肉）的伸展運動十秒、二十秒和六十秒，各做三輪，然後比較伸展前後大腿股直肌的肌硬度（參照第一章第二節）。結果顯示，伸展十秒後的肌硬度平均值和伸展前並無差異，相較之下，伸展二十秒和六十秒後的肌硬度平均值，比伸展前明顯下降許多。

由此可知，做伸展時最好能超過二十秒。但是考量到在工作與家務的閒暇空檔才能進行，做二十秒或許比做六十秒來得更有效率。

書中介紹的所有護腰操，都是十秒到四十秒不等的「簡單伸展＋簡單肌力訓練」，就算加起來也不會超過一分鐘。也許有人會認為，伸展時間這麼短「真的有效嗎？」但是**從醫學研究報告來看，這樣的時間長的確是最有效率的。**

此外，我們**不須要將身體拉伸到感到疼痛，重點是在伸展過程中保持心情平靜愉悅就好。**因為當肌肉在拉伸中感到疼痛，會出現一種叫做「肌梭反射」（myotatic reflex）的防衛機制，這種機制是為了保護並防止肌肉被過度拉伸。但這時肌肉反而會因為收縮而無法放鬆下來(2)。

還有一點也必須注意，即**靜態伸展時不要靠反作用力，而是放慢動作，和緩地伸展肌肉。**因為瞬間拉伸肌肉很可能會發生前面提到的「肌梭反射」（圖2－1）。請各位記得，不光是**伸展時間「一下子」**，**伸展強度也只需要「剛剛好」**就好。

再來各位要知道，伸展並不僅僅是正式運動前的一種暖身操，實際上，**伸展本身還兼具提升肌力的效果**。

在一項研究中顯示，將雞的腿部肌肉分成「常拉伸區域」和「不常拉伸區域」，然後分別測量兩者的肌肉大小，結果拉伸和骨骼肌細胞的肥大與增生具有一定程度的正相關作用(3)。

在第三章也會寫到，要想徹底治好腰痛，提升肌力是關鍵。當然也可以考慮加入肌力訓練，不過首先就從伸展來觀察提升肌力的效果吧。

只要短短一下子、輕鬆做個操，就能取得莫大的成效。這種護腰伸展操，無論在預防或治療腰痛上都非常有效，一點也不麻煩，請各位務必試試看。

圖2－1 **簡單的護腰伸展，保持輕鬆愉快進行！**

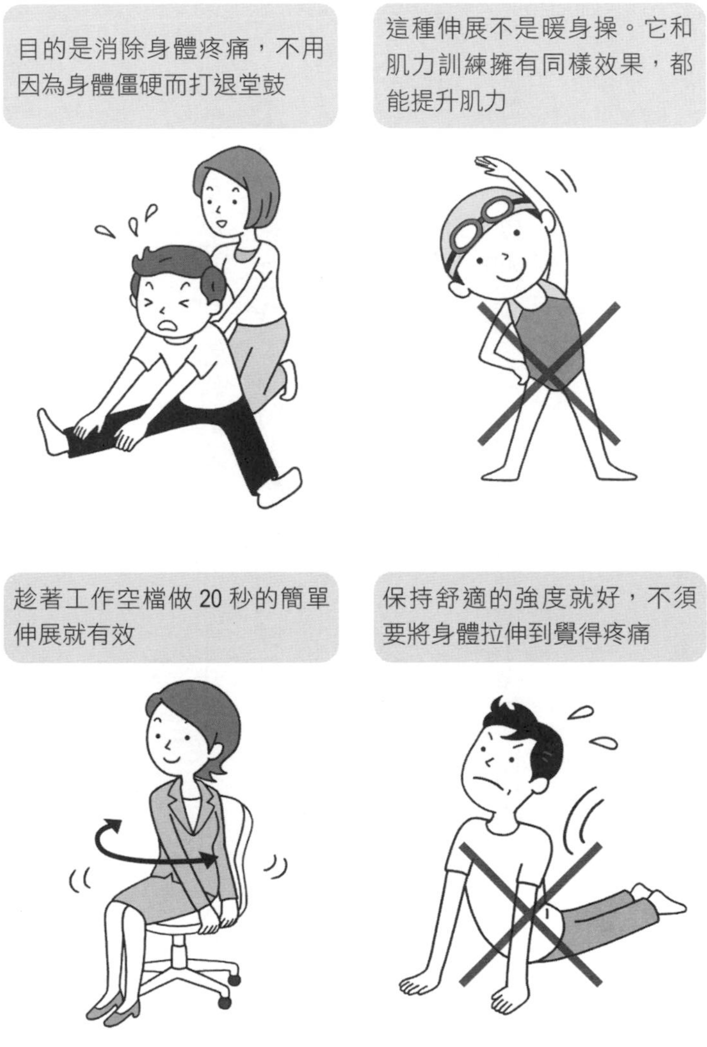
目的是消除身體疼痛，不用因為身體僵硬而打退堂鼓
這種伸展不是暖身操。它和肌力訓練擁有同樣效果，都能提升肌力
趁著工作空檔做 20 秒的簡單伸展就有效
保持舒適的強度就好，不須要將身體拉伸到覺得疼痛

2 「蹲式廁所護腰操」，放鬆你的背肌！

接下來，讓我們從伸展**背肌（脊柱起立肌）**開始吧。我在第一章提過，長時間坐在辦公桌前不動，會不自覺變得駝背，這時背肌會收縮而變得緊繃。背肌一旦變得僵硬，會連動影響骨盆可動區域的肌肉也變得僵硬，加劇腰痛。所以**我特別希望廣大的辦公桌族群，可以撥出一點時間進行背肌伸展**。

這種伸展和日本人傳統如廁的**「蹲式廁所姿勢」**一樣。或許各位會因為怕麻煩，或是覺得在公司做難為情而感到猶豫。但請想著，這麼做不僅可以預防腰痛，還能增加平均壽命。

首先，將雙腳打開與肩同寬，屈起膝蓋和髖關節，讓臀部慢慢接近地面，就像在上蹲式廁所一樣。大腿內側和小腿部之間不要留空隙，緊密貼合（圖2－2－1）。如果覺得這樣蹲會痛，也可以改成像坐椅子的姿勢。

接著像要拉伸脊柱起立肌那樣，將頭微微前傾、保持上身前彎，記得不要後仰挺胸。然後一邊感覺腰部和後背拉伸的同時，保持這個姿勢十秒鐘（圖2－2－2）。

然後兩手握拳，往後放在脊椎兩側，從腰身（即雅各比線，參照第三十頁）處往股溝以拳頭上下按摩二十回（二十秒）（圖2－2－3）。

以上就是一組伸展，請盡可能在**剛起床時（例如在床鋪）**、**早餐後**、**午餐後**、**晚餐後**、**就寢前**，**一天做五回**。腰椎管狹窄症的患者在感到腳酸走路困難時（處於間歇性跛行狀態），也可以在休息時做這組伸展。

我也針對「蹲式廁所護腰操」對於哪些症狀特別有幫助，進行了詳細調查。協助這分研究的三十三名受試者，都是因為非特異性腰痛症前來我的診所就診（參照第一章第八節）超過三個月以上的患者(4)。

這些患者原本都採取同樣的治療方式，每週在後背進行一次激痛點注射（參照第七章第四節）。我將三十三名患者中的十七人，分入去做蹲式廁所伸展等三種護腰操的「指導組」，剩下十六人分入不做伸展運動的「無指導組」。治療時程為期兩週，並且使用羅蘭・摩理斯的腰痛問卷進行治療前後的臨床評價。

結果出爐，經過兩週治療後改善的項目數，「指導組」平均為三・四個項目，「無指導組」平均為〇・四個項目。從統計上來看，「指導組」的改善程度明顯優於「無指導組」。

羅蘭・摩理斯的腰痛問卷中第一項是：「因為腰痛，幾乎常常待在家裡不出門」。針對這一項，「無指導組」在治療前有八人回答「是」。然而這八人之中，在治療後並沒有人轉成回答「否」，這表示他們的腰痛並未獲得改善。

相較於「指導組」在治療前，針對同一項回答「是」的六人之中，治療後回答「否」的上升至四人，表示就有四個人（六十七％）的腰痛獲得了改善。因此在這個項目上，「指導組」比起「無指導組」，在統計上顯然也表現較佳。

圖2－2　蹲式廁所護腰操

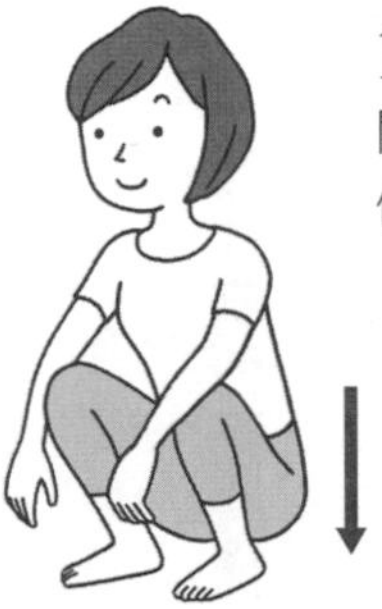

1 雙腳打開與肩同寬，彎曲膝蓋和髖關節，讓臀部緩緩靠近地面。大腿內側和小腿肚緊密貼合

2 腰部伸展的同時，頭微微前傾呈身體前彎姿勢。這時會感到腰與後背正在拉伸，保持這個姿勢十秒

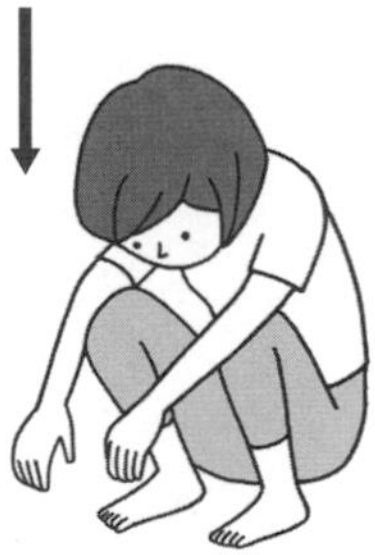

要避免後仰挺胸

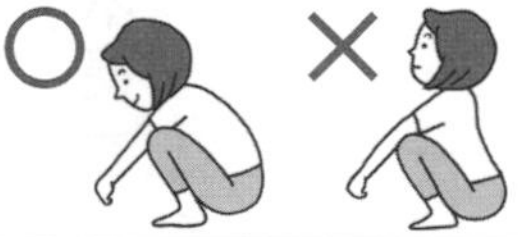

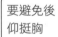

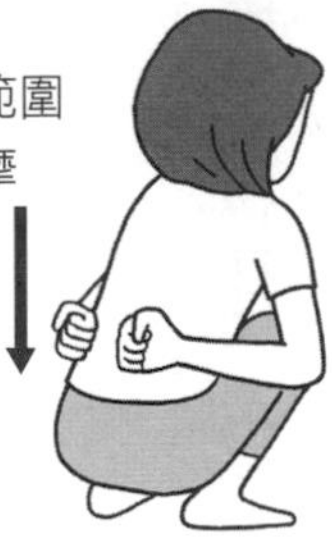

在這範圍內按摩

3 雙手握拳，從腰線上的脊椎（第四腰椎）往股溝處來回按壓二十回

步驟一～三為一組，一天做五組。出現間歇性跛行症狀時，也可以趁休息時進行

同樣地，在「因為腰痛總是臥床休息」的這個項目上，「指導組」的改善率也大幅領先「無指導組」；在「因為腰痛只能緩慢爬樓梯」這個項目上也呈現一樣的結果。至於其他二十一個項目，則並未在統計上出現有意義的差距。

結論是，**「蹲式廁所護腰操」對於「外出不便」「因為腰痛常待在床上」「上下樓梯有困難」的腰痛族群特別有效。**

3 每坐兩小時，就做五十五秒「相撲深蹲轉肩操」！

這一節要介紹的是**「相撲深蹲轉肩操」**。

腰椎的活動與骨盆的活動是連動的，因此**當骨盆周圍肌肉獲得充分伸展，就可以增強骨盆的活動性，同時減輕腰椎負擔，有效改善腰痛**。

雖然在相撲力士當中，膝蓋不好的人應該相當多，但即使體重數字驚人，卻幾乎很少見到腰不好的相撲力士。

這是因為力士們為了能夠放低姿勢，然後展現爆發性起身前撲、與對手衝撞，平常就會進行四股踏與深蹲等基本的肌力訓練，好充分鍛練臀部（大殿肌）、大腿前側（股四頭肌）、大腿後側（膕旁肌）、小腿（腓腸肌、比目魚肌）等下半身肌肉。

在歐美國家，深蹲是相當常見的肌力訓練項目。但深蹲著重的不是脊椎，而是緩緩將臀部往後推移，同時要保持背肌收縮、腰部打直後仰，以防身體重心往後跌倒（避免屁股著地）。因此，我並**不建議常腰痛的人做深蹲**。

但**「相撲深蹲」是臀部垂直往下，此時身體重心由左右腳同時分擔，對於常腰痛的人來說，不僅不會造成背肌負擔，還可以鍛練下半身的肌肉**[5]（圖2－3）。

這種「相撲深蹲」，再搭配上「肩頸往斜前方扭轉」的動作，就是本節重點**「相撲深蹲轉肩操」**。

二〇一九年三月，在大聯盟達成多項輝煌紀錄的西雅圖水手隊鈴木一朗選手宣告引退。他在走入打擊區前，張開雙腳拉伸背肌，同時放低骨盆轉肩熱身的那一幕，相信電視機前的觀眾至今仍印象深刻。

這個被稱做「鈴木一朗伸展」的知名熱身動作，正是可以**充分拉伸多裂肌**的「相撲深蹲轉肩操」。

圖2－3　一般深蹲與相撲深蹲的差異

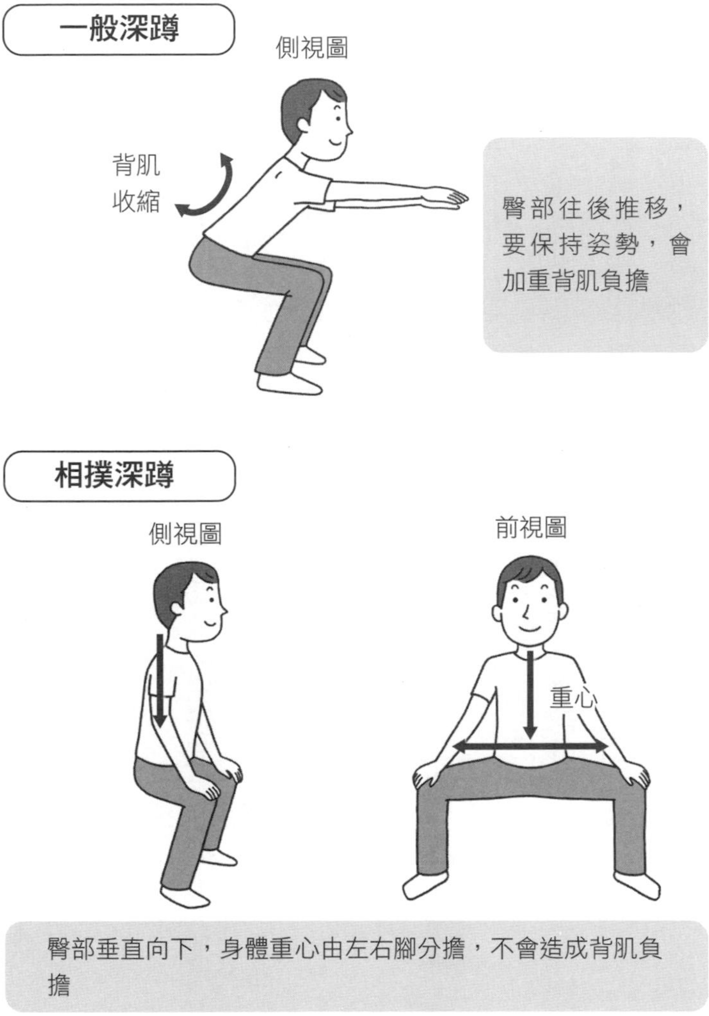
一般深蹲
側視圖
背肌收縮
臀部往後推移，要保持姿勢，會加重背肌負擔
相撲深蹲
側視圖
前視圖
重心
臀部垂直向下，身體重心由左右腳分擔，不會造成背肌負擔

在脊椎上呈斜行走向的多裂肌群中，有的是附在每一節段椎骨上的短小肌肉，有的是跨越四個脊椎的長肌肉。當短肌肉僵硬收縮，腰部骨骼的活動度會隨之下降；而當長肌肉僵硬收縮，就會引發位於薦骨與骨盆間薦髂關節疼痛。

不過，將肩頸往斜前方扭轉，對腰痛真的有效嗎？一項研究論文指出，某職場中覺得自己受腰痛所苦的十一名職員，長達三個月來進行相撲深蹲伸展腰部、屈伸與轉體後，腰痛程度獲得顯著改善(6)。

因此，我也打算進行相關實驗，不只是針對患者實作「相撲深蹲轉肩操」之後，自身對於腰痛程度的感覺，而是從客觀數據「背肌的僵硬度（參照第一章第二節，第二十八頁）」的柔軟度變化評估、研究。

參與研究的三十八名受試對象，都是做過影像檢查、確認骨骼並無異常，同時並未患有坐骨神經痛的非特異性腰痛症患者。

全體患者都接受了以麻醉劑減輕疼痛的「激痛點注射（參照第七章第四節）」療程，但其中一組搭配進行「相撲深蹲轉肩操」，另一組則無，兩週後比較治療成績。

前者進行的伸展運動如下：首先，拉伸背肌，雙腳往外打開，然後緩緩地讓腰在三秒內垂直向下。以這個方式，讓膝蓋做五回屈伸，進行相撲深蹲（共十五秒）。

接下來繼續保持深蹲，一側的手按在大腿內側，數兩秒慢慢轉動肩膀往內壓。左右邊分別做十回（共四十秒）。從側面看過去背肌是往斜前方拉伸的狀態。

早上做一次（最好是起床後立刻做），中午、傍晚各一次。**每一回深蹲十五秒、加上肩頸往斜前方扭轉四十秒，總計五十五秒，正好符合本書主旨的「一回一分鐘」**（圖2－4）。

最後經過羅蘭・摩理斯的腰痛問卷評量，沒做伸展的患者組，平均只改善了一・三個項目，而搭配伸展的患者組則平均改善二・九個項目，是前者的二・二倍之多。

至於背肌僵硬度也呈現同樣結果，沒做伸展的患者組平均降低一・八 tone；搭配伸展的患者組則降低六・八 tone，柔軟度比前者提升二・四倍。在統計學上也是相當顯著的差異[7]（圖2－5）。

為什麼「相撲深蹲轉肩操」對於慢性腰痛特別有效？腰痛一旦拖得愈久，影響臀型的大殿肌肌力就會變得無力，骨盆也會缺乏穩定度，並且更加刺激脊椎，導致腰痛沒完沒了。

透過相撲深蹲，就可以充分拉伸大殿肌。再透過扭腰讓一側肩膀前壓，短小的多裂肌在拉伸的同時，會增強腰脊一帶的活動度。而較長的多裂肌在拉伸時，薦髂關節也會配合轉體產生活動（圖2－6）。

圖2－4　相撲深蹲轉肩操

相撲深蹲

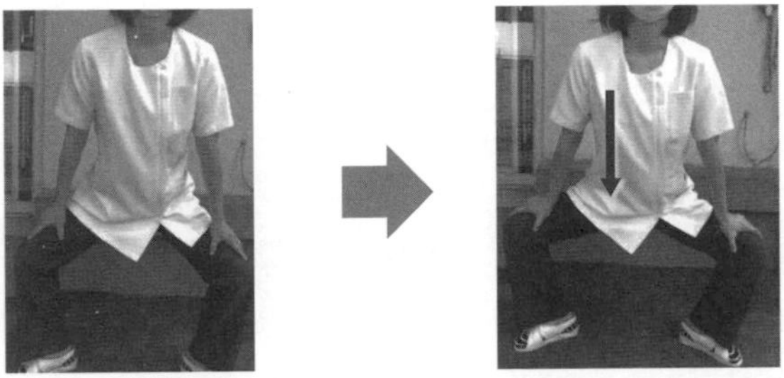

拉伸背肌，雙腳往外打開，數三秒腰緩緩往下。以這個方式，讓膝蓋做五回屈伸（共十五秒）

轉肩

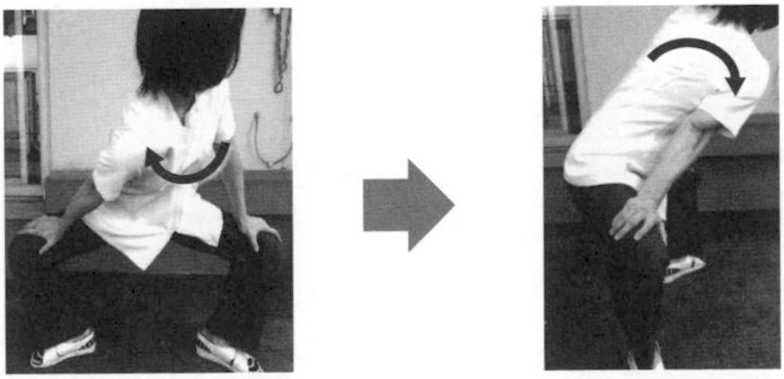

保持深蹲姿勢，一側的手按在大腿內側，數兩秒慢慢轉動肩膀往內壓。左右分別做十回。從側面看過去背肌是往斜前方拉伸的狀態（共四十秒，加上相撲深蹲共五十五秒）

早上（盡量在剛起床的時候）、中午、傍晚，每天做三回相撲深蹲轉肩操。

圖2－5　2週後的治療成績

	羅蘭・摩理斯腰痛問卷統計	肌肉硬度計測得的背肌僵硬程度
只接受注射療程的患者組（21人）		
平均改善	改善1.3個項目	下降3.6 tone
中位數的成績	改善1個項目	下降2.8 tone
95%的受試者表現	改善0.37～2.3個項目	下降1.2～5.6tone
搭配相撲深蹲轉肩操的患者組（17人）		
平均改善	改善2.9個項目	下降7.6 tone
中位數的成績	改善2個項目	下降6.8 tone
95%的受試者表現	改善1.4～4.4個項目	下降5.8～9.4 tone

只要長時間久坐不動，多裂肌和大殿肌都會變得緊繃僵硬。

因此，當坐在桌前工作超過兩個小時以上，不妨撥出一點點時間，進行五十五秒的相撲深蹲轉肩操來轉換工作心情。這麼做還可以預防腰痛，同時提高後續工作的效率。

圖 2 － 6　相撲深蹲轉肩操拉伸的肌肉

相撲深蹲

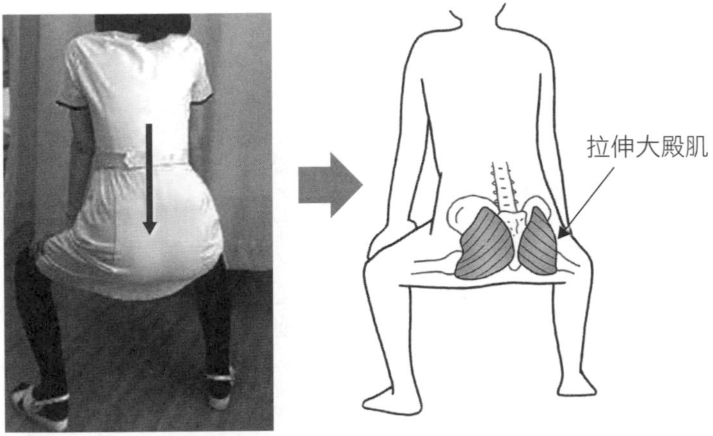

轉肩

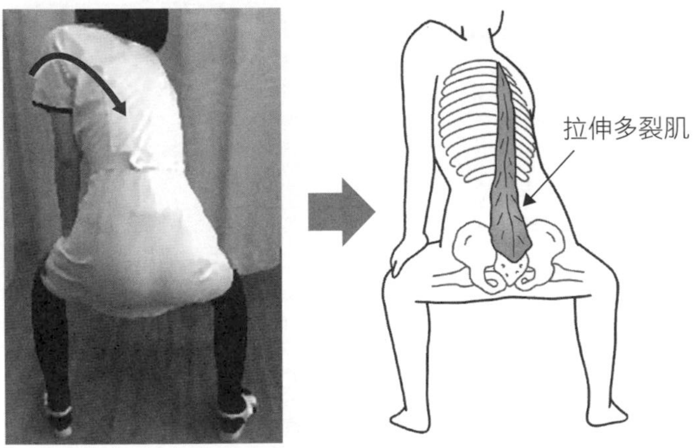

4 後仰體操、前彎體操，都是很棒的居家護腰伸展操

這裡再介紹兩組也能有效舒緩腰痛的居家伸展：**「後仰體操」**和**「前彎體操」**。

後仰伸展中，最具代表性的就是紐西蘭物理治療師麥肯基所開發的**「麥肯基醫療體操」**。這種體操做起來就像正在「爬行中的嬰兒」，長時間弓著腰在桌前辦公的人，不妨優先考慮進行麥肯基體操。

另一方面，前彎伸展的代表就是來自美國的**「威廉氏曲屈體操」**。這組體操的目的是透過伸展背部的肌群、大殿肌、膕旁肌來減輕腰部負擔。其中特別推薦以雙手將膝蓋抱在胸前的伸展。

至於「麥肯基醫療體操」和「威廉氏曲屈體操」這兩種體操，要優先採行哪一種，專家們至今仍眾說紛紜。因為就算是同類型的腰痛，有些患者後仰時會更痛，有些則是前彎會更痛。

或許有人會說，後仰時會痛的人，就以威廉氏體操為主不就好了？可是這麼一來就只能伸展背肌，完全無法拉伸腹部肌群。當然，最好是能同時進行「麥肯基醫療體操」（三種）和「威廉氏曲屈體操」（六種），可是一般人也很難每天擠出做九種伸展操的時間。

在此我的建議是：**「麥肯基醫療體操」和「威廉氏曲屈體操」各做一種，分別做二十秒即可。這就是「麥肯基和威廉氏的簡單護腰操」**。

首先是麥肯基護腰操：趴著面朝下，雙手掌心到手肘貼在地上，然後以手腕盡可能撐起上半身。維持這個姿勢二十秒。

再來是威廉氏護腰操：呈躺臥姿勢，屈膝貼向胸口。這時會意識到背部的肌肉與腰部肌肉在拉伸。維持這個姿勢二十秒。

一天各做兩回這兩組護腰操，請在剛起床時與就寢前（床上或被鋪上）進行（圖2－7）。

但是後仰時覺得腰更痛的人，請先不要做麥肯基護腰操；前彎時腰會痛的人，也要避免進行威廉氏護腰操。

我在本章開頭就提過，伸展的鐵律是：不要伸展到覺得疼痛。而且**伸展時最重要的，即是保持平靜愉快的心情**。

圖2－7 麥肯基和威廉氏的簡單護腰操

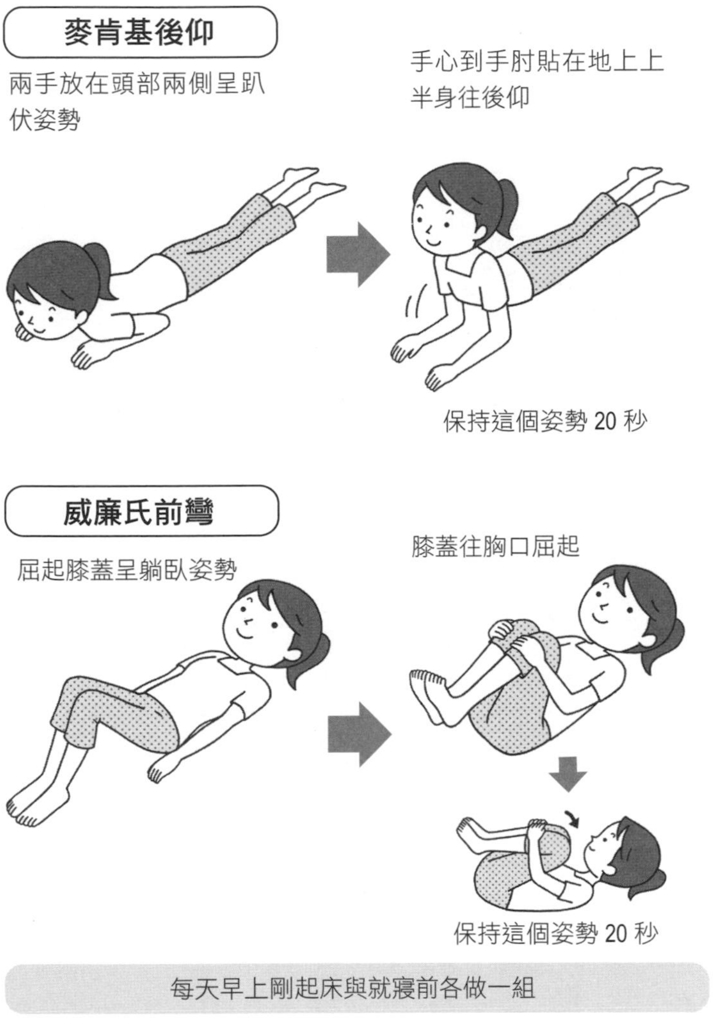
麥肯基後仰
兩手放在頭部兩側呈趴伏姿勢
手心到手肘貼在地上上半身往後仰
保持這個姿勢 20 秒
威廉氏前彎
屈起膝蓋呈躺臥姿勢
膝蓋往胸口屈起
保持這個姿勢 20 秒
每天早上剛起床與就寢前各做一組

5 不再喊腰疼，只要伸展身體就能改善腰痛

還有一個很重要的觀念，是我們在改善腰痛過程中必須了解到的，那就是**「不要被疼痛影響」**。

近幾年來，針對大腦感知「疼痛」與「疲勞」的機制，「只要改變腦神經迴路，就有可能治療疼痛或消除疲勞」這樣的討論備受矚目。

二〇〇六年，歐洲一位腰痛專科醫師所發表的治療方針中也提到：「原因不明確的慢性腰痛，是由腰和大腦的異常同時引發的。」

為什麼專科醫師之間會普遍出現這種說法？原因就在於二〇〇〇年代之後，隨著腦部影像學的進步，可以透過影像檢查偵測到大腦活動。

如果偵測長期受腰痛困擾的患者的大腦活動，會發現患者身上的疼痛不只和大腦有關，還會影響攸關情感、情緒的「邊緣系統」，甚至引起負責調控決策、判斷的「前額

葉皮質」發生變化[9]。簡言之，**慢性腰痛會加強大腦中害怕疼痛的情感。大腦本身對於疼痛的感知，比起實際上嚴重的程度更強。**

不過，要是對腰痛的人說：「我想你的腰會這麼痛，說不定其實是你的錯覺？」應該會惹人生氣吧。

但我要說的並不是錯覺，而是**腰痛所產生的壓力會改變我們的大腦，導致「常態性自律神經失調」（交感神經活性過剩的狀態）的症狀**。

如同我在第一章也寫到，一旦交感神經過度活躍，就會造成腰部肌肉的血管收縮，血流分配不均，使「腰痛的惡性循環」症狀更趨惡化。而這種惡性循環，會深深影響我們的大腦變化。

到底該怎麼著手治療經由壓力所引發的大腦變化才好呢？東京大學醫學院附屬醫院二十二世紀醫療中心運動器官疼痛醫學暨管理講座特聘教授（二〇二〇年四月當時）松平浩先生曾在其發表的論文[8]中指出：「運動療法不只是慢性腰痛的治療方式，也很可能是預防復發的有效手段。」

也就是說，經由伸展等運動療法促進血液循環，可以改善肌肉的緊繃狀態，同時減緩交感神經作用。如此一來，大腦的壓力也隨之減輕，進而打破腰痛的惡性循環。

近來，骨科醫師也攜手精神科醫師，**針對深受心理狀態困擾的腰痛患者，採「聯合會診」**（來自法語liaison，意為聯絡、溝通）**的方式進行診療**。

由於慢性腰痛患者容易陷在「腰痛讓我什麼都沒辦法做」的悲觀情緒中，因此透過聯合會診，可以**扭轉患者對疼痛的認知，轉為思考「就算腰痛，還是可以做很多事」**（一種精神療法）。

舉例來說，就算覺得腰痛或膝蓋疼，大多數人還是可以靠在牆壁上做深蹲。這時只要在心裡想著，「自己連這種伸展都做得到呢」，隨後大腦中內生性的類鴉片物質（鎮痛成分）就會釋出，成為天然的止痛劑。

事實上，最近愈來愈多醫師使用「度洛西汀」（duloxetine）這種藥物來治療慢性腰痛。這種藥原本屬於抗憂鬱症藥物「SNRI（血清素及去甲腎上腺素再攝取抑制劑）」，二〇一六年後也陸續使用來治療慢性腰痛。

如同前文所提及，高度壓力會讓大腦感知到危險，繼而引發自律神經失調症，陷入

圖2－8　**運動時大腦會分泌天然的止痛劑**

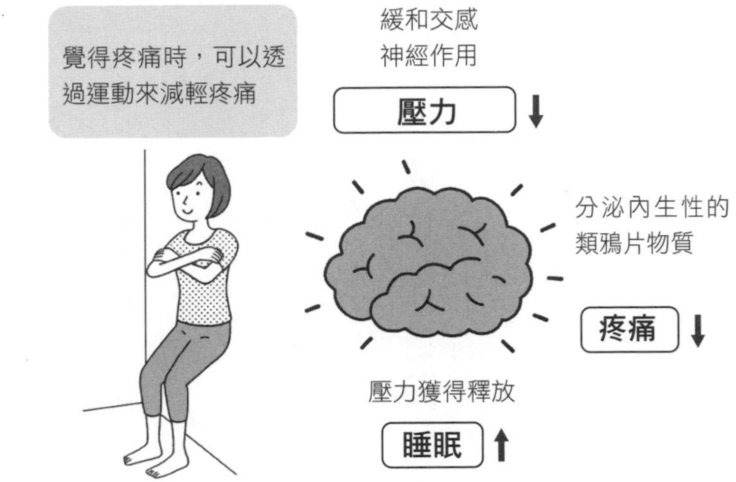
覺得疼痛時，可以透過運動來減輕疼痛
緩和交感神經作用
壓力↓
分泌內生性的類鴉片物質
疼痛↓
壓力獲得釋放
睡眠↑

惡性循環的腰痛夢魘。所以抗憂鬱症藥物在某個面向上，的確對治療腰痛有所幫助。

但是也有報告指出，這種藥容易引起不安、焦躁感，甚至是恐慌症等精神症狀的副作用。我也遇過患者在服用了這種藥物之後，腰痛不僅一點也沒好轉，情緒反而變得愈來愈不安。

儘管一般來說，醫師大多願意在慢性腰痛的治療上使用度洛西汀，但我認為，這是一種須要審慎評估患者精神壓力是否為主要發病因素，再行開立的處方藥物。而**就算壓力的確是主要因素之**

一，**我也建議應該優先嘗試運動療法。**

比起一感到疼痛就服用止痛藥或抗憂鬱症藥物，不如去完成一項自己做得到的運動，不僅沒有副作用，**還能減輕疼痛這時會覺得可以做的事情變得更多，也有助於心理健康**（圖2－8）。

面對疼痛時，不要感到害怕或恐慌。一開始只能伸展短暫的時間也無所謂，試著去做，身體慢慢就能動起來。

然後就能踏出打破腰痛惡性循環的第一步。

第二章
重點整理

- 伸展運動是為了打破「腰痛的惡性循環」。
- 「蹲式廁所護腰操」可以提升髖關節的活動度。
- 「相撲深蹲轉肩操」可以有效放鬆背部肌肉，舒緩腰痛。
- 從「麥肯基」和「威廉氏」體操中挑選符合自身需求的來做也有效。
- 伸展會賦予大腦新的記憶——活動身體也不會痛。

專欄 2

不用「蹲式廁所」的國中生們，腰痛人數急速增加！

近年來，不用蹲式廁所的孩子們愈來愈多。或許有人會說，因為西式的坐式馬桶普及，這也是沒辦法的事。

但是有一項研究指出，將國中的二十三名足球隊選手分成「腰痛組」與「無腰痛組」兩組，比較雙方的足跟臀部距離（HBD，身體呈俯臥，將膝蓋自然後彎，足跟與臀部之間的距離）。比較結果，「腰痛組」的足跟臀部距離明顯較遠(10)。

換言之，**蹲下時臀部與腳後跟距離愈遠的受試學生，出現腰痛的比例愈高**。

進一步推敲其中的原因，我認為是因為使用蹲式廁所的頻率降低，逐漸失去了原本能因下蹲而提升的腳踝柔軟度。也有研究指出，腳踝柔軟度較低的人，骨盆會往後傾斜，骨盆的活動度也會愈來愈差(11)。

如同我在第一章第三節（參照第三十一頁）中指出，骨盆和腰椎的活動是連動的，而對於**不再用蹲式廁所的孩子們來說，的確會因此提高腰痛的風險**。如果各位讀者家裡有小朋友，請務必讓他們一起進行「蹲式廁所護腰操」，幫助孩子們多做蹲姿伸展。

参考文献

1 〈スポーツ傷害〉17: 37-39, 梨本智史等人，二〇一二年。
2 〈ストレッチグと筋の解剖　原書第2版〉，南江堂，1-9, Walker, B.（川島敏生譯）二〇一三年。
3 〈体力科学〉41, 139-141, 山田茂，一九九二年。
4 〈臨床骨科〉52: 579-584, 戶田佳孝，二〇一五年。
5 〈日本臨床スポーツ医学会誌〉22: 128-137, 栖原弘和等人，二〇一四年。
6 〈新田塚医療福祉センター雑誌〉10: 17-20, 清水嚴郎等人，二〇一三年。
7 〈骨科〉70: 741-744, 戶田佳孝，二〇一九年。
8 〈Locomotive Pain Frontier.〉4: 76-83, 松平浩等人，二〇一五年。
9 〈医学のあるみ〉260: 135-140, 半場道子，二〇一七年。
10 〈理学療法〉44 Suppl.2 Page P-SP-13-4, 村本勇貴等人，二〇一七年。
11 〈日本臨床スポーツ医学会誌〉24: 213-219, 景山剛等人，二〇一六年。

第三章

消除腰痛的簡單護腰操〈肌力訓練〉

1 利用穩定軀幹中心的肌力訓練，預防腰痛！

預防腰痛，肌力訓練也很重要！

這也是為什麼一旦支撐脊椎的肌肉過弱，腰椎和骨盆的負擔會隨之增加，進而引發腰痛。

就像是運動會上的「棒倒遊戲」，當撐住棒子（脊椎）的人體力不支，敵隊成員會一舉湧上（增加負擔），棒子很快會被拉倒。接下來我會針對預防腰痛依序解說，其中尤為重要的就是**加強圍繞著軀幹中心的核心肌群鍛練**。

有助於肌肉生長的運動分成兩種，分別是「有氧運動」與「無氧運動」。

有氧運動須要攝入大量氧氣，打高爾夫、快走和游泳都屬於這類運動；無氧運動則近似重量訓練，通常是在憋氣下瞬間集中力氣進行。

圖3－1 有氧運動與無氧運動的不同

有氧運動

打高爾夫或快走

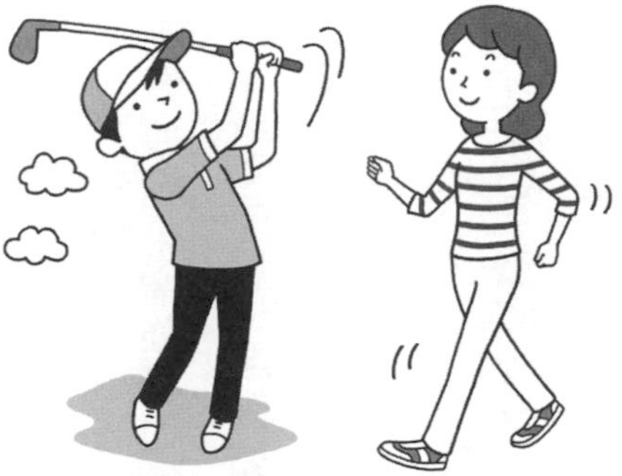

優點：有助於改善心臟和血管等循環系統疾病

缺點：必須長時間運動才能消耗能量與增強肌力。肥胖者可能會引發關節痛或腰痛

無氧運動

蹲姿起立或核心練習

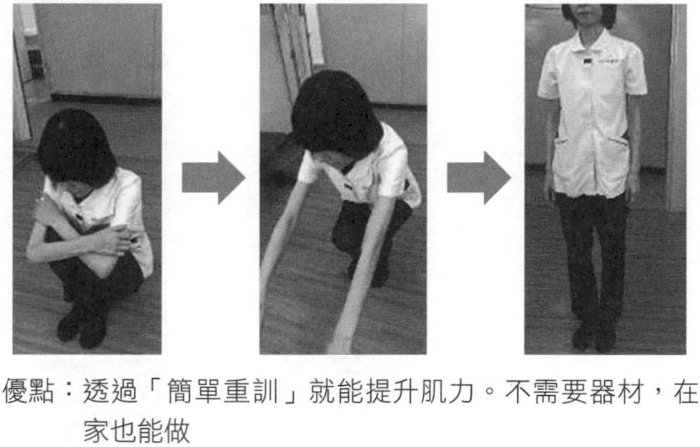

優點：透過「簡單重訓」就能提升肌力。不需要器材，在家也能做

缺點：剛開始可能會提不起勁

有氧運動雖然可以改善心血管等循環系統疾病，但是就算持續從事長時間有氧運動，例如快走三十～四十分鐘，也只消耗了一百～兩百卡路里，不過就是半碗到一碗飯的程度。

而且，要透過有氧運動來增強肌力，勢必要長時間進行，這對高齡者或肥胖者來說，反而可能引發腰痛或關節痛。所以**如果想減重或增強肌力，我更推薦容易在短時間內看見成效的無氧運動**(1)。

接下來要向各位介紹的**「蹲姿起立練習」和「核心練習」，也是一種可以作為「對抗」自身體重的無氧運動訓練**。不需要輔助器材或待在特定場所，短短一小段時間的「簡單伸展」，就能提升核心肌力（圖3－1）。

這兩項運動也可以只用來伸展身體。為了預防惱人的腰痛復發，請各位務必嘗試以下的肌力訓練。

2 進行「蹲姿起立練習」，提升骨盆活動度！

首先為各位介紹**「蹲姿起立練習」**。

這種伸展最適合**腰痛老是找上門的人**。我在第二章介紹的「蹲式廁所護腰操」可以舒緩骨盆周圍肌肉，該原理也適用於「蹲姿起立練習」，一起試試看吧。

方法很簡單。首先，自然站立，然後腳後跟保持與地面貼合，緩緩下蹲，臀部往地面靠近。這時候請盡量避免手扶地。

接下來，再緩緩地從蹲姿起身，腳後跟同樣保持與地面貼合，手也不要碰觸或撐在地板上。要輕鬆進行這個動作的訣竅是：下蹲時感覺將腳後跟拉近身體，起身時讓腳後跟乘載全身的體重（圖3－2）。**剛開始做「蹲姿起立練習」時一天一次就好，習慣之後可以慢慢增至一天三次**。

「若手不能扶，真的做不來！」很多患者都會這樣抱怨。如果你也有同樣的困擾，不用太勉強自己，**手稍微撐地或膝蓋著地、扶一下旁邊的桌子，然後繼續進行就好**。要交叉雙腳起身也可以，但由於容易失去平衡，請在有扶手的環境下進行。

如果做「蹲姿起立練習」一段時間後，腳踝感到疼痛，請先休息三～四天之後再做。因為膝痛無法完全蹲下的人，也不要過於勉強自己。

這種從蹲姿起身的動作，真的和腰痛有關嗎？我曾經請一百零三名健康的受試者，測驗他們蹲下時，以及從地面起身時的動作，並且從受試者的得分中調查膝痛、腰痛與肩膀僵硬的關聯性(2)。

往地面蹲下是五分、起身是五分，滿分總計十分。若手或膝蓋觸地就扣一分、失去平衡扣〇・五分，雙腳交叉起身則扣三分（圖3－2）。

圖 3 － 2　蹲姿起立練習的評分方式

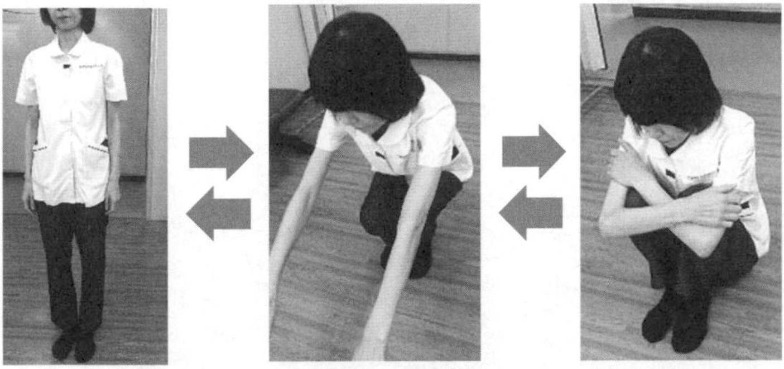

沒有扶手或支撐的狀態下往地面蹲坐，然後起身
（蹲坐 5 分　　起身 5 分　　滿分總計 10 分）

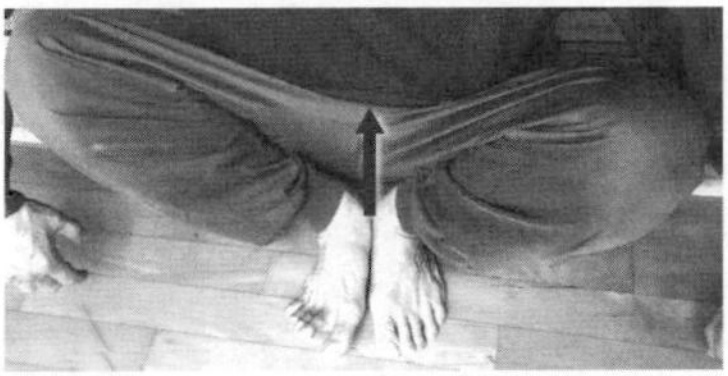

蹲坐時，感覺像是要將腳後跟拉向雙腿一樣，這樣會更容易站起來

扣分項目

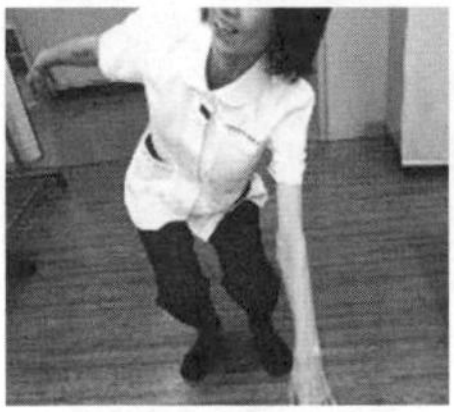

失去平衡：
扣 0.5 分

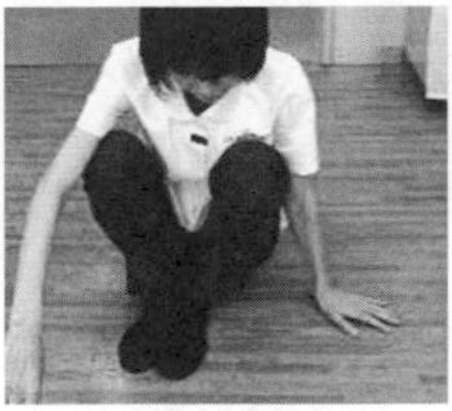

手或膝蓋著地：
各扣 1 分

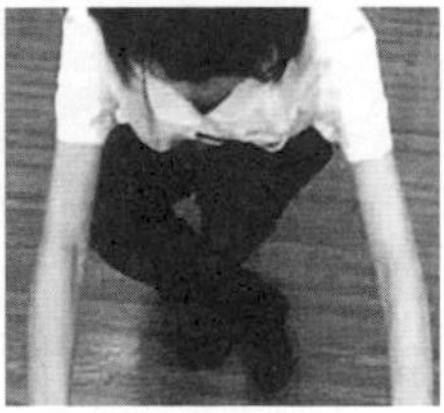

雙腳交叉起身：
扣 3 分

接著，我詢問這些受試者「以前曾經腰痛過嗎？」然後將回答「是」的二十三人編為「腰痛組」，回答「否」的二十三人編為「無腰痛組」。

測試結果出爐，「腰痛組」平均得分為六・八分，比起「無腰痛組」平均八・二分，在統計學上是明顯較低的數值。只不過光從表面來看，曾經膝痛或肩膀僵硬的人，和不曾有過這類疼痛的人並沒有顯而易見的差異。

往地面坐下、再從這種坐蹲姿起身的動作，除了會運用到骨盆周圍的肌肉，也會同時用上股四頭肌（大腿肌肉）和髂腰肌（連接上半身和下半身的肌肉）等肌肉。正是因為可以同時鍛練到支撐脊椎的這些肌群，「蹲姿起立」的練習才會和預防腰痛如此息息相關。

早年日本人就在和式的地板或榻榻米上生活起居，不是從坐在地板的狀態起身、就是從站姿直接就地坐下，每天都在鍛練骨盆周圍與下半身的肌肉。換言之，那個年代人們的日常生活中就伴隨著肌力訓練。

圖3－3　從地面起身時的骨盆活動狀態

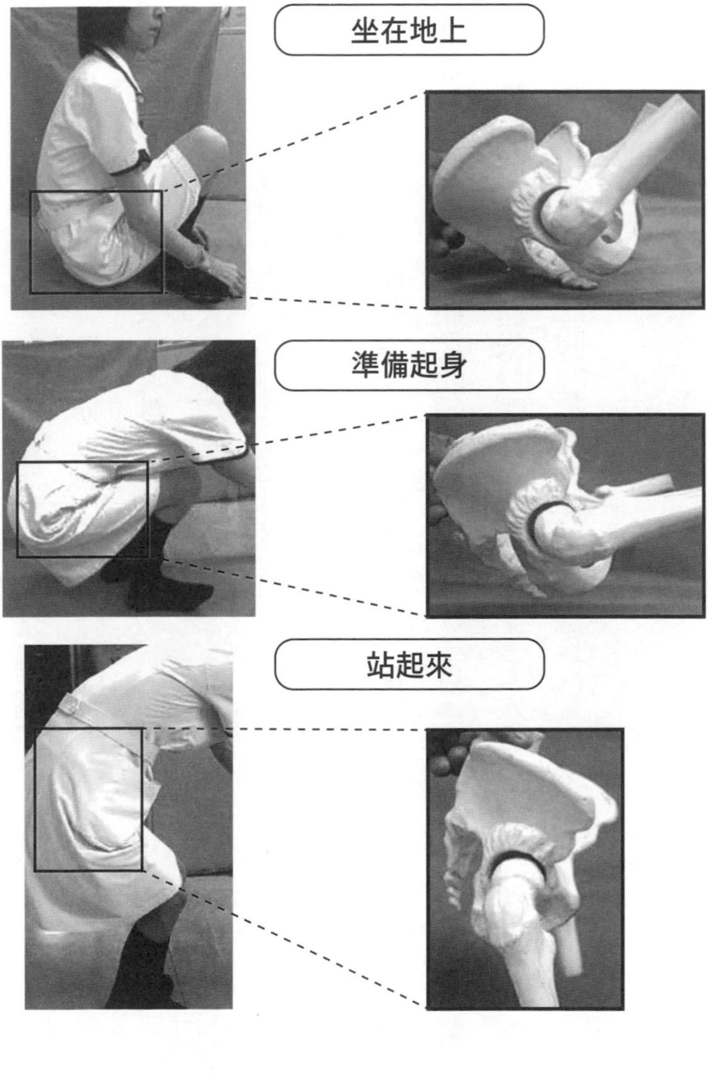

然而來到現代，全家人坐在榻榻米上圍著矮桌吃飯的景象已經不再，幾乎都是坐在西式餐桌椅上聚餐。如此一來，要在日常生活中鍛練骨盆周圍與下半身肌肉的機會也愈來愈少。對於那些經常在椅子上久坐不動、同時飽受腰痛所苦的人，我非常建議可以向古早日本人學習，多多進行「蹲姿起立練習」。

我在第一章也提到，腰痛的人骨盆周圍肌肉會變硬，骨盆會逐漸失去柔軟度。而這種「蹲姿起立練習」，就對舒緩僵硬的骨盆相當有效。

坐在地上時，骨盆會水平橫倒；起身時，骨盆會前傾；站起來時，骨盆會呈現與地面垂直的狀態（圖3－3）。**反覆進行這樣的動作，就可以提升骨盆的活動度**。

為了研究骨盆的柔軟度與腰痛之間的關聯性，我在二百三十三名健康的受試者幫助下，將有過腰痛經驗的七十八人與未曾腰痛過的一百五十五人各自編組，讓他們前彎身體，測量兩組受試者手指與地面之間的距離後加以比較。

圖 3 － 4　測量指尖到地面的距離

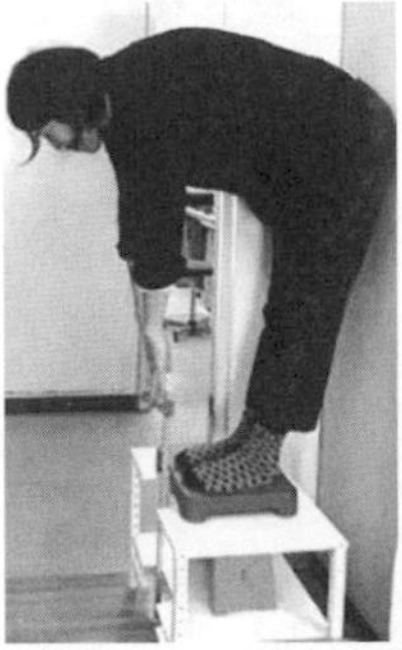

比起不曾腰痛過的受試者，有過腰痛經驗的受試者指尖距離地面較遠。也就是說，骨盆前傾較困難

測量指尖到地面距離的工具

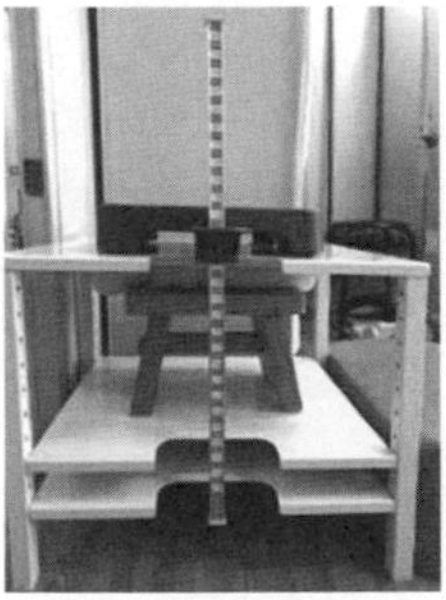

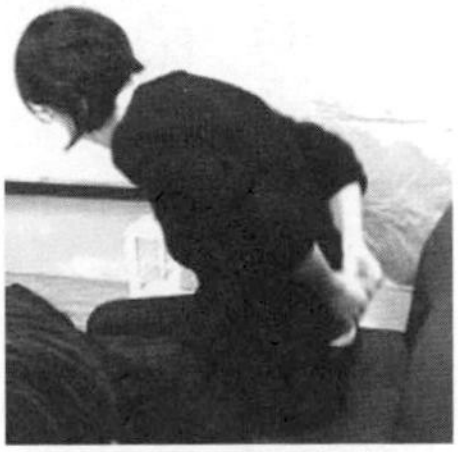

進行蹲式廁所護腰操

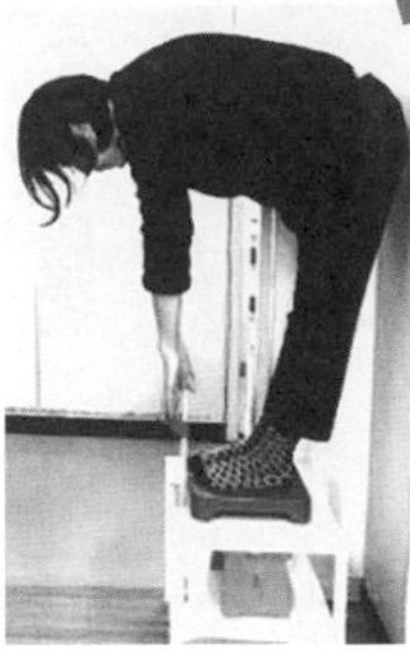

比起做操前，指尖到地面的距離平均拉近 4.1 公分

兩腳在踏臺上站穩，腳後跟貼合臺面，雙腳腳趾間距離約五公分，然後不要彎曲膝蓋，用兩手的中指將標示刻度的水平板下壓（圖3－4）。

測試結果顯示，有腰痛經驗的受試者，手指能碰到腳尖的人較少，平均距離高於踏臺臺面〇・八五公分；另一方面，未曾腰痛的受試者，手指能碰到腳尖的人較多，平均距離低於踏臺臺面一・八公分[3]。

由測試結果可知，**比起未曾腰痛的人，有過腰痛經驗（容易腰痛）的人身體更僵硬，骨盆的柔軟度也更差**。不過，有過腰痛經驗的人在進行第二章介紹的「蹲式廁所護腰操」之後，手指和地面的距離平均拉近了四・一公分，與未曾腰痛組的平均距離幾乎一樣。

此外，前彎時指尖與地面的距離（圖3－4），也和前文中蹲姿起立練習的評分呈現正相關。換言之，從地面起身時覺得困難的人，骨盆周圍肌肉比較緊繃僵硬，骨盆本身也失去了柔軟度，屬於容易引發腰痛的高危險群。

圖3－5　早上起床後洗臉，容易腰痛的原因

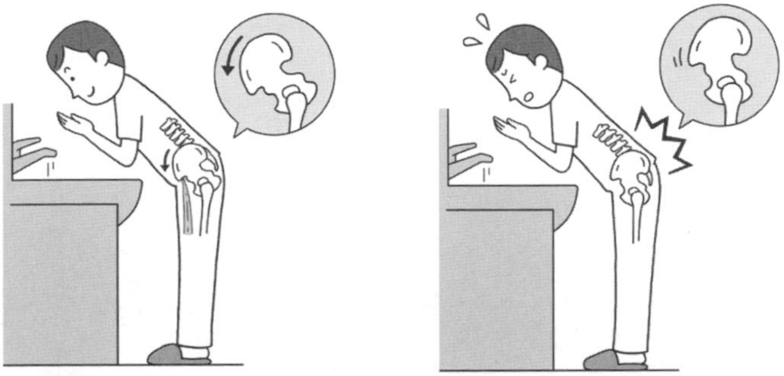

一般時間：骨盆圓滑前傾

一早醒來：睡覺時骨盆周圍肌肉會變得僵硬，因此起床時骨盆活動度較差，容易引發腰痛

其實常常聽到早上在洗臉檯前刷牙、彎腰時扭傷了腰的例子。這是因為，晚上在床上睡覺時身體幾乎不會移動，導致骨盆周圍肌肉變得緊繃僵硬的緣故。而當骨盆向前轉動變得困難，也會加重腰的負擔（圖3－5）。我從幾名曾經扭傷腰的患者案例中也發現，一早起床後就做「蹲式廁所護腰操」和「蹲姿起立練習」，可以舒展髖部、提升骨盆柔軟度，預防腰痛復發。請各位務必試試看。

有分研究顯示出令人吃驚的結果，那就是，**從地面站起來的能力也和「壽命」息息相關**。

巴西里約熱內盧聯邦大學的布里托教授研究團隊，針對五十一～八十歲總計約兩百名受試者進行調查，要求受試者做蹲坐姿起身的動作，然後持續追蹤。

團隊依據研究結果指出，比起手或膝蓋都沒有碰到地面就站起來的受試者，手要撐地或膝蓋得著地才能站起來的受試者，六年內死亡的機率高出兩倍之多(4)。

一旦足腰無力，要面對的不只是容易引發腰痛。如果是高齡者，還可能出不了門、生活難以自立，呈現失能的衰弱狀態。所以，鍛練足腰的肌肉，對於所謂健康壽命有著相當重要的影響。如同前文所述，現代日本人早已遠離了坐在地板或榻榻米上的生活，因此更要充分意識到鍛練足腰的重要性。

3 善用鍛練身體核心的側棒式！

接下來要向各位介紹**「核心練習」**（Core Exercise）。「Core」是核心、中心的意思，**「核心練習」就是一種可以穩定作為身體中心的「脊柱」的肌力訓練**。

但一聽到這個詞，或許會有讀者聯想到日本男星武田真治擔任指導來賓的NHK人氣節目《筋肉體操》（みんなで筋肉体操），節目中介紹的都是養成最大肌力（爆發力）的嚴峻訓練。

但是，腰痛的真正原因是長時間久坐不動，所以不管爆發力練得多強大，還是無法預防腰痛。因此要想穩定脊椎，反而應該以舒緩身體核心大部分肌肉為目的，並且維持協調運作才是最重要的。

所以為了讓腰痛患者的日常起居一切無虞，比起鍛練核心最大肌力，**提升「肌耐力」更加關鍵**(5)。

核心練習的種類與方式非常多。像是**「鳥狗式」**（Bird Dog）：四肢著地、將左右相反的手和腳前伸的動作。這種動作因很像獵犬發現獵物鳥之後的姿態而得名。

其他還有呈仰躺姿勢，將膝蓋立起、腰部懸空的**「橋式」**（Bridge）；手肘撐地，以同側腳的腳尖撐起身體，另一腳伸展的**「側棒式」**（Side Bridge）等核心練習（圖3－6）。

可是對於每天忙碌工作的現代人而言，要持之以恆做這麼多核心練習並不容易。因此**我想向各位推薦「側棒式」這個簡單的護腰操**。

側棒式主要鍛練的是骨盆邊緣最下方肋骨的肌肉「腰方肌」。一旦腰方肌變得無力，走路時左右骨盆會搖擺，造成腰部負擔變重，容易引發腰痛。

飽受腰痛困擾的人，可以進行鍛練腰方肌的核心練習。除了**持續做蹲式廁所護腰操和相撲深蹲轉肩操之外，再加入早晚左右各二十秒的側棒式即可**。

圖 3－6　各種核心練習（鍛練身體中心的練習）

鳥狗式

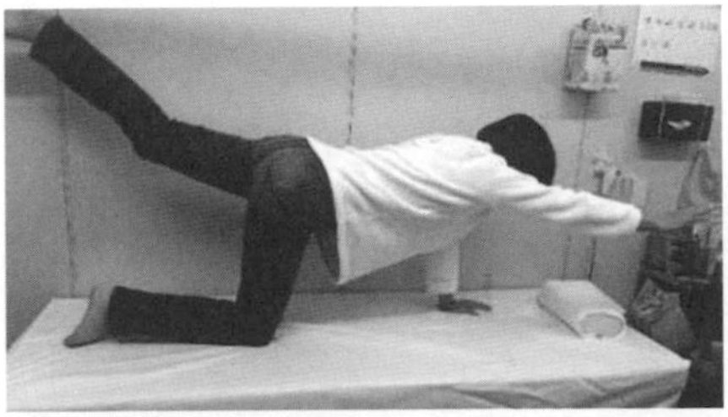

四肢著地，左右相反的手和腳前伸。每天早晚左右各做 20 秒

橋式

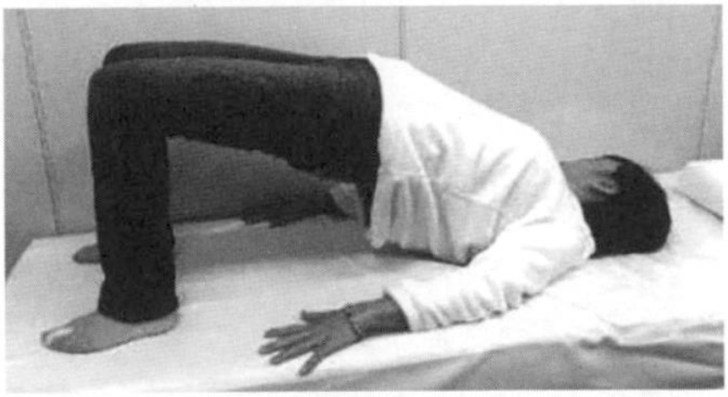

呈仰躺姿勢，將膝蓋立起、腰懸空。每天早晚各做 2 組，一次 20 秒

側棒式

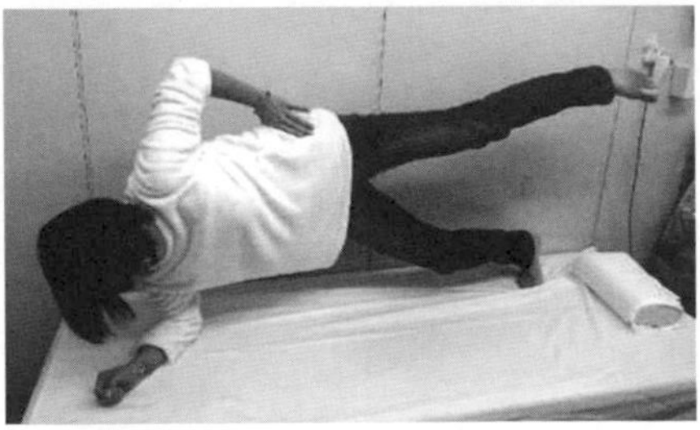

手肘撐地，以同側腳的腳尖撐起身體，另一腳伸展。每天早晚左右各做 20 秒

側棒式的優點是，可以依照每個人的體力差異選擇不同的作法(6)。一般側棒式做不到二十秒的人，可以改做「屈膝側棒式」，也就是在側臥的狀態下屈膝撐起身體，另一腳維持前伸。左右腳早晚各做二十秒。

一般側棒式做不到五秒的人，可以保持單腳站立的姿勢，一隻手肘抵住牆，同側腳踮起腳尖，另一腳膝蓋打直往外伸展。這種「壁咚側棒式」左右腳早晚各做二十秒（圖3－7）。

等習慣了「屈膝側棒式」或「壁咚側棒式」之後，也可以進一步挑戰以腳尖撐起全身的一般側棒式。同樣也是一組做二十秒。

圖 3－7 依體力選擇適合自己的簡易側棒式

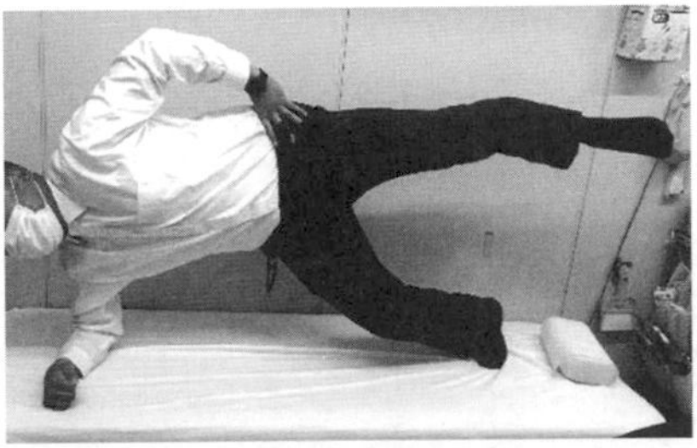

一般側棒式

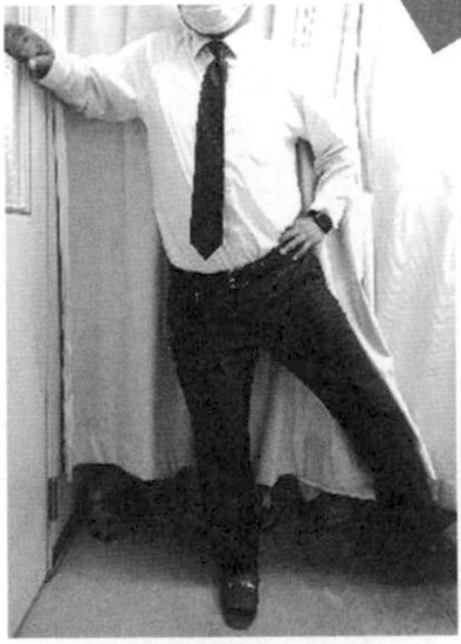

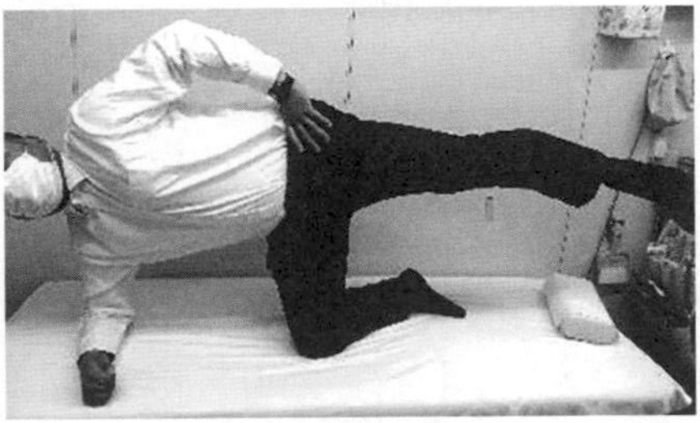

壁咚側棒式

一般側棒式做不到 5 秒的人，一隻手肘抵住牆，同側腳踮起腳尖 20 秒

屈膝側棒式

一般側棒式做不到 20 秒的人，屈膝撐起身體，另一腳維持前伸 20 秒

4 像「胡椒警長」一樣下蹲，屈伸膝蓋練肌力

對於腰部經常突然劇烈疼痛的慢性腰痛症患者而言，當腰部疼痛不止，連要坐在候診室等待看診想必都很難受吧。我也時常見到一些患者因為坐著很痛，乾脆就站著候診。

日本一家醫院曾經針對二十四名腰部脊椎管狹窄症患者，以及十八名沒有腰痛困擾的人，拍攝下他們坐椅子的姿態後進行分析。結果顯示，腰部脊椎管狹窄症患者呈現骨盆後斜、髖關節微微彎曲的坐姿(7)。

沒有腰痛困擾的人，通常會在骨盆前轉時，將臀部往後推順勢坐下。但是腰痛的人往往在屈膝前就彎曲髖關節，臀部直接下壓坐下，以至於屈伸膝蓋的肌肉無法支撐臀部的重量，造成腰椎更大的衝擊，腰痛也更加惡化（圖3－8）。

圖3－8　腰部劇烈疼痛時，坐下來也很難受

沒有腰痛困擾的人的坐姿

屈膝、臀部後推，身體前傾後就坐

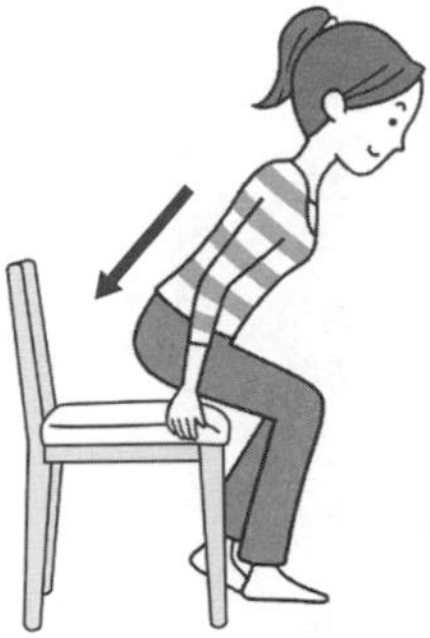

腰痛嚴重的人的坐姿

骨盆後傾，屈膝前就彎曲髖關節直接坐下

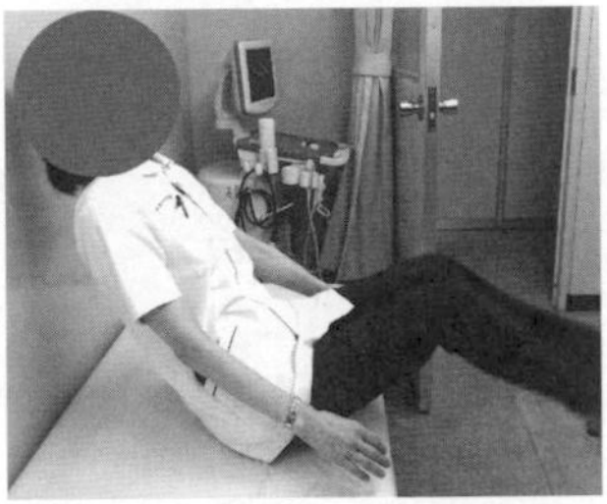

圖3－9　一般深蹲時要注意的事

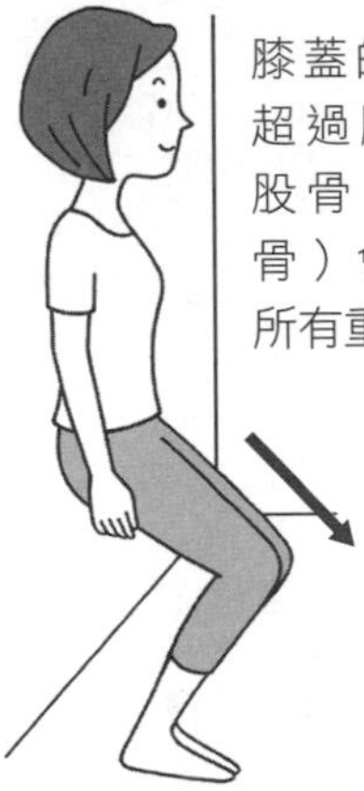

膝蓋的位置超過腳尖，股骨（大腿骨）會支撐所有重量

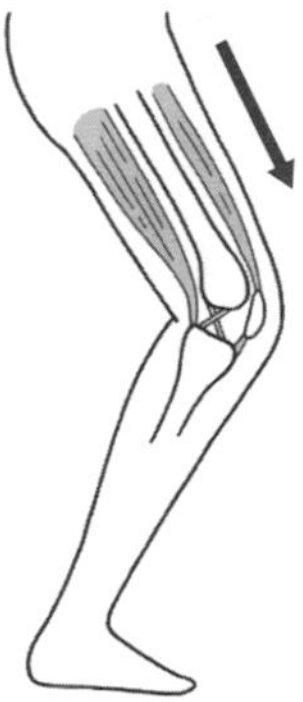

避免膝蓋前後搖晃很重要。十字韌帶若弱化，也會造成膝蓋軟骨磨損

因此，我非常推薦慢性腰痛患者平常可以進行深蹲，藉由臀部像要坐下的屈膝動作，鍛練**屈膝時會使用的「膕旁肌（大腿後側肌肉）」和同時拉伸的「股四頭肌（大腿前側）」**。

不過，我所說的深蹲是與職業摔跤選手那種放低重心、屈膝下蹲的姿勢並不一樣，而且也不同於一般深蹲，是可以靠著牆壁進行的。同時要注意的是，屈膝時膝蓋的位置不要超過腳尖。這是因為，當膝蓋超過腳尖，所有重量都會由股骨（大腿骨）來承受。處在這樣的負重狀態時，也要避免膝蓋前後晃動導致「十字韌帶」受損，造成軟骨磨損引發膝痛（圖3－9）。

我非常推薦慢性腰痛症的患者，參考以下的作法來進行深蹲：

①靠著牆壁，兩腳腳跟貼地，腳尖的位置超過膝蓋。

②兩手沿壁面展開，膝蓋彎曲六十度，腳跟保持貼地打開髖關節（就像女子偶像組合「Pink Lady」單曲〈胡椒警長〉中的舞步一樣）。

圖 3 － 10　**推薦給腰痛患者的「胡椒警長式深蹲」**

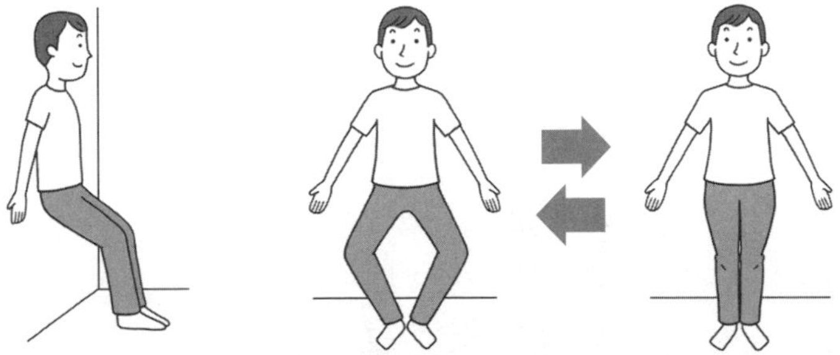

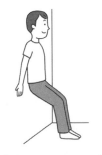

①靠著牆壁，兩腳腳跟貼地，腳尖的位置超過膝蓋

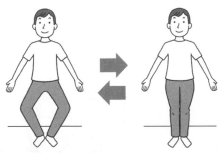

②膝蓋彎曲 60 度，腳跟保持貼地打開髖關節（就像女子偶像組合「Pink Lady」單曲〈胡椒警長〉中的舞步一樣）。維持這個姿勢五秒

③慢慢收回膝蓋，回復站姿。一組 5 回，一天做 3 組

③維持五秒後，慢慢收回膝蓋，回復站姿。

一組五回。一開始一天做三組，建議在剛起床時、午餐後與就寢前進行（圖3－10）。

根據我的研究，比起雙腳打開的普通深蹲，這種「胡椒警長式深蹲」更能有效防止腰痛和膝痛，能徒步行走超過三十分鐘的患者比例也大幅增加(8)。

5 銀髮族也能做的腹肌體操與背肌體操

每當我對七十五歲以上的高齡者說「為了治好腰痛，請進行可以鍛練身體中心（核心）肌肉的訓練」，往往會得到這樣的回應：

「我都這把年紀了，肌力訓練什麼的可做不來。」

但是，即便上了年紀運動量下降，若能持續進行肌力訓練，還是具有舒緩腰痛的效果。這是因為，平常運動時大腦分泌的類鴉片物質，就是我們體內天然的止痛劑（參照第二章第五節）。有腰痛困擾的人，**即便運動量下降，還是應該持續進行居家的輕量肌力練習**[9]。

例如適合高齡者進行的核心練習**「腹部凹陷運動」**[10]。

首先，面朝上仰躺，膝蓋屈起呈直角後全身放鬆。接下來去感受下腹部，緩緩吐氣十秒，進行讓臍部（肚臍周圍）向內凹陷的腹式呼吸。這種運動可以鍛練到腹橫肌，減輕腰椎的負擔。像這樣一組五回，請在早晨、中午、就寢前各做一組（圖3－11）。

做完腹部拉伸運動後，身體會累積乳酸，很快就無法再做肌力訓練，所以請改做（參照第二章第四節）麥肯基簡單護腰操，透過腹橫肌伸展，肌力會變得更強。

若還有餘裕，不妨加碼做**「腹肌體操」**和**「背肌體操」**。

首先向各位介紹腹肌體操的作法。仰躺，後腦枕在枕頭上，膝蓋屈起呈直角後放鬆全身；保持這個姿勢，像是要往肚臍看一樣微微抬頭，就像要撐起上身一樣。然後盡可能讓身體維持在這個位置，用手指輕按肚臍四周，確認腹部肌肉變硬。

再來介紹背肌體操。首先以俯臥姿勢，頭枕在枕頭或墊子上，放鬆全身，兩手往後放在背上，把頭抬起來。這時請不要扭轉身體，只要抬頭，雙手可以感覺到脊柱起立肌正在收縮就好。盡量保持這個姿勢五～十秒（圖3－11）。

「腹肌體操」和「背肌體操」為一組，總共做五回，請在早晨、中午、就寢前各做一組。腹肌體操後接著進行的「麥肯基護腰操」（參照第二章第四節），以及背肌體操後接著進行的「威廉氏護腰操」（參照第二章第四節），都可以伸展腹肌與背肌，有效提升肌力。

圖 3 － 11　高齡者也能每天做的核心練習

腹部拉伸運動

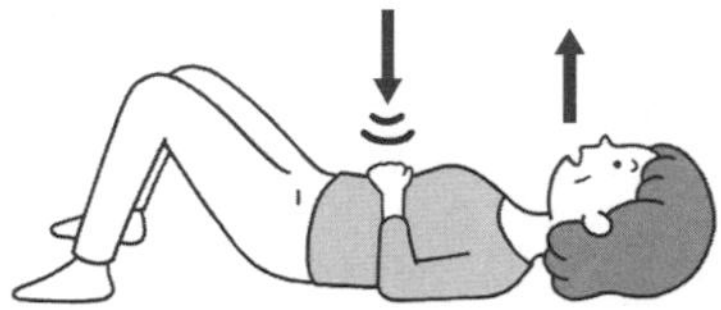

屈起膝蓋呈直角，緩緩吐氣 10 秒，感受下腹部的肚臍周圍向下凹陷

腹肌體操

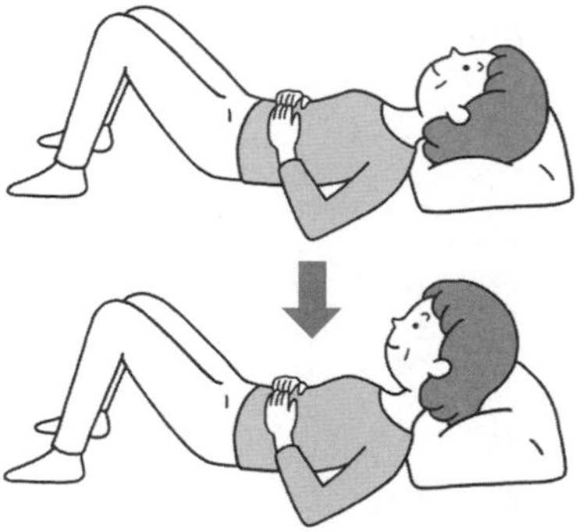

將原本躺在枕頭上的頭抬起，往肚臍的方向看，保持這個姿勢 5 ～ 10 秒。同時用手碰觸腹部肌肉，確保肌肉處在收縮的緊繃狀態

背肌體操

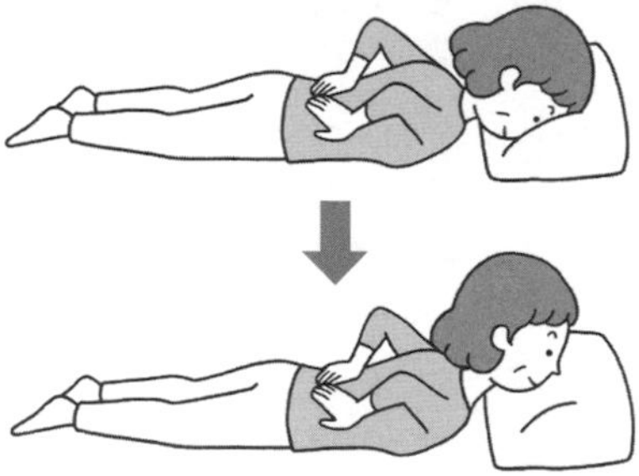

保持身體不動，把頭向上抬即可。雙手確認脊柱起立肌呈收縮狀態，保持這個姿勢 5 ～ 10 秒

6 從事園藝植栽的蹲下動作，也能有效預防腰痛

「肌力練習好難，每次練習時都覺得心好累。」會這麼想的人，我建議不妨轉而從事園藝植栽活動。園藝聽起來雖然是時下的流行嗜好，但核心其實就是除草。

一項研究針對二十九名每天除草的高齡者進行為期一年的追蹤調查，調查結果顯示，平常就會感到膝痛或腰痛的受試者，比起那些沒有除草的人來得更少。

原因就在於，**我們在從事園藝或除草時都必須不時蹲下和起立**。如此一來就能鍛練骨盆周圍或下半身較多的肌肉，提升骨盆的活動度，減輕腰椎負擔。

但也有人會說：「我們住在電梯大樓，沒有庭院怎麼辦？」若是那樣，不妨就去公園或河岸邊擔任除草志工吧。

圖 3 － 12　園藝之樂也能預防腰痛

除草時，蹲不下來的人可以單膝立起，並且在兩個位置墊上毛巾

一般的蹲姿

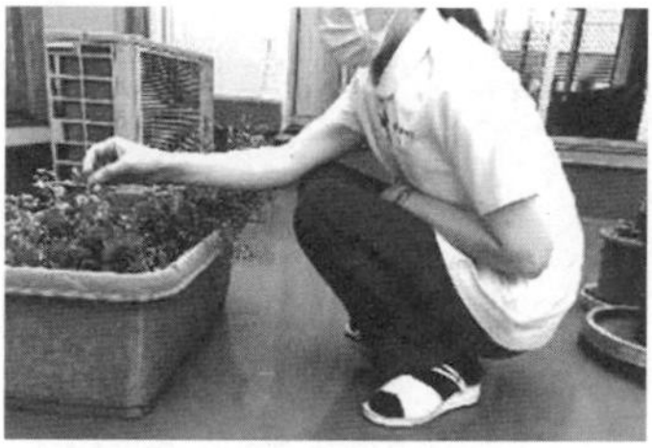

單膝立起，另一腳膝蓋著地蹲著

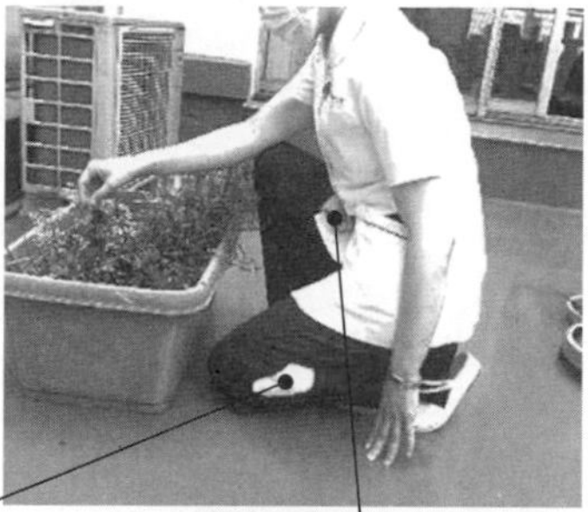

放大

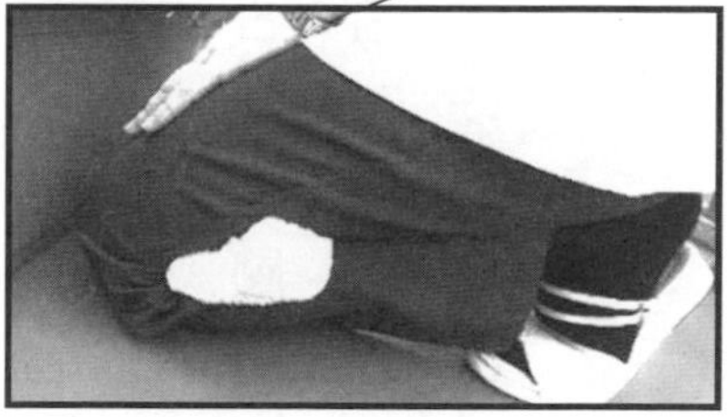

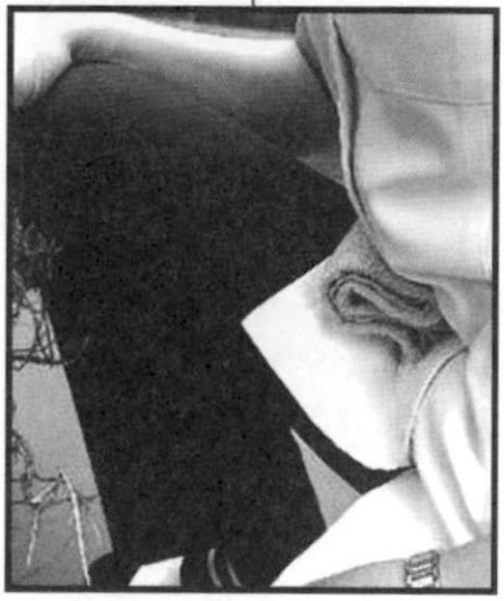

膝蓋著地的那隻腳的膝窩處，放進捲起的毛巾墊著，立起的膝蓋和腹部間也放進毛巾。這樣一來，身體無需前彎也能除草

況且，做志工說不定還可以增加日常生活中彼此合作的夥伴。也有研究指出，除草活動可以預防人們在家閉門不出，並且因為運動量大幅提升而預防照護[11]。

「腰都快痛死了，蹲下也好、彎腰也好根本做不到，更別說除草了。」

如果有這種困擾的人，可以**嘗試立起單側膝蓋，只用另一腳的膝蓋著地**。不過，接觸地面的膝蓋也可能因為屈起而感到疼痛，這時可以拿一條毛巾捲起來放在膝窩處，立起的膝蓋和腹部之間也可以放毛巾，這樣就不必前彎也能進行除草作業（圖3－12）。

第三章
重點整理

- 要預防腰痛復發，鍛練位於身體中心的核心肌群很重要。
- 「站立練習」能同時鍛練骨盆、大腿和腹部的肌肉。
- 「核心練習」可以鍛練能穩定脊椎的核心肌群痛。
- 「胡椒警長式深蹲」可以鍛練大腿肌群。
- 「除草」能鍛練骨盆周圍的肌肉，預防腰痛。

專欄 3

肌力訓練期間，吃雞胸肉不容易感到疲倦

為了提升簡單肌力訓練的成效，各位可以多吃**「雞胸肉」**。這個部位的脂肪雖少，卻擁有提升肌肉量不可或缺的豐富蛋白質。與此同時，雞胸肉也含有大量的肌肽（carnosine）。**肌肽這種成分可以有效提升身體的肌耐力**，因此雞胸肉是進行肌力訓練期間的重要食材。

我們在進行肌力訓練這種「無氧運動」（參照第三章第一節）時，身體不會消耗氧氣，而是透過分解儲存在肌肉裡的肝醣（glycogen）獲得能量。

相較於快走或慢跑這類經由消耗氧氣、燃燒脂肪得到能量的「有氧運動」，無氧運動雖會提升肌肉量，但醣解作用會讓**肌肉逐漸堆積「乳酸」這種老廢物質**。

因此當肌肉呈酸性，肌肉的收縮力會變得低下，身體也會一直覺得很累，導致無法

繼續進行肌力訓練。

這種時候也很適合吃雞胸肉。**雞胸肉富含的肌肽可以中和呈酸性的肌肉，延長運動時間，也不容易感到疲勞。**

也有一項研究是先讓老鼠長時間游泳，之後將老鼠分成供給肌肽組與不供給肌肽組來加以比較。依照研究結果，供給肌肽組的老鼠會回復體力，比起不供給肌肽組可以游上更長的時間(12)。

參考文獻

1 〈Modern Physician.〉39:53-56, 宇佐見啟治，二〇一九年。
2 〈臨整外〉52: 775-779, 戸田佳孝，二〇一七年。
3 〈日本医事新報 4931 號〉48-51, 戸田佳孝，二〇一八年。
4 〈Eur J Prev Cardiol〉21: 892-898,Brito LB et al.，二〇一四年
5 〈PhysTher.〉78: 754-765, McGill SM，一九九八年
6 〈理学療法〉30: 988-998, 大江厚等人，二〇一三年。
7 〈理学療法科学〉31: 541-546, 木村悠人等人，二〇一六年。
8 〈整・災外〉63: 959-963, 戸田佳孝，二〇二〇年。
9 〈Pain Research〉32: 246-251, 城由起子等人，二〇一七年。
10 〈関節外科〉37: 678-687, 木村慎二，二〇一七年。
11 〈理学療法研究〉34: 14-19, 櫻田由紀子等人，二〇一七年。
12 〈日本養・食糧会誌〉55: 209-214, 原田理惠等人，二〇二〇年。

第四章

改善腰痛的飲食——護腰食譜大公開！

1 真的可以透過飲食改善腰痛嗎？

我曾經給予腰痛患者一些飲食上的指導。

然而患者們一聽到腰痛飲食，往往會一臉疑惑地說：「腰痛和飲食有什麼關係？」

的確，目前並沒有醫師正式公開發表這樣的論點。話雖如此，我們還是可以**期望能通過飲食來改善腰痛的症狀**（圖4－1）。

在所有腰痛症狀當中，就屬伴隨腰痛而來的**「足腰疼痛」「酸麻感」「肌力衰退」**等症狀，最有可能獲得改善。而這些症狀大多是起因於椎間盤突出、腰部脊椎管狹窄症，主要是因為坐骨神經遭到壓迫所引起。

神經一旦被壓迫，就會出現炎症或水腫。像是昆布高湯裡富含的成分**「甘露醇」**（mannite），或是肝臟等食物所富含的**「維生素B12」**，都可以有效改善這些不適。

圖 4 — 1　**用食物的力量改善腰痛！**

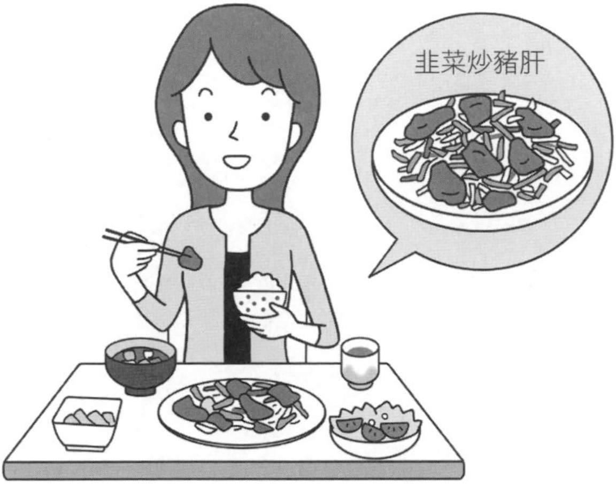

就我所知，目前市面上還沒有關於腰痛飲食療法的書籍。

所以各位聽了我這麼說或許會感到驚訝，但是閱讀本章之後，想必就能理解我如此建議的原因。

2 昆布高湯裡富含的甘露醇，擁有驚人功效

「甘露醇」是一種富含於昆布、藻類中的成分，也是甜味劑中常見的「糖醇」（Sugar alcohol）。

我們常看到的高湯昆布雖然都是深褐色，其實裡頭滿滿的葉綠素，而且在海中會呈現綠色。昆布裡的葉綠素經光合作用會產生甘露醇，儲備自身的營養素。

昆布經曝曬乾燥後，甘露醇會隨著水分流出，形成白色的粉末附著在表面。一公克的乾燥昆布中，就含有二百八十毫克的甘露醇。

圖 4 － 2　昆布表面的白色粉末富含大量甘露醇

使用擰乾的乾淨布巾，就能擦去昆布表面上的砂與髒汙。水洗反而會造成富含甘露醇的白色粉末流失

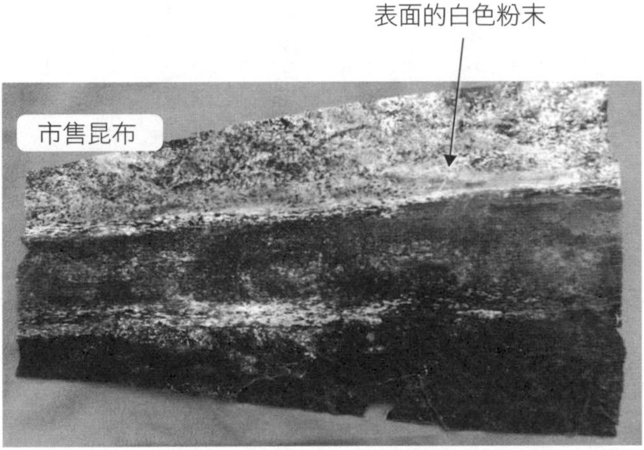

昆布高湯調味料的成分範例

原料	食鹽、砂糖、鮮味調味劑（昆布粉、昆布萃取物）／麩胺酸鈉、氯化鉀、甘露糖醇、肌苷酸鹽、鳥苷酸鈉、琥珀酸鈉

甘露醇的一般名稱

昆布表面附著白色粉末並不是發霉，如果在料理前用水沖洗，會使重要的養分甘露醇流失。只要使用擰乾的乾淨布巾，輕輕擦去昆布表面的砂或髒汙就好。

可能也有人覺得「表面有白粉的高級昆布太貴，在家裡自行製作昆布高湯又很麻煩」，若是這樣，使用昆布高湯風味的調味料也無妨。但是請各位在購買時，記得挑選產品資訊中含有「甘露糖醇」（甘露醇的一般名稱）原料的商品（圖4－2）。

話又說回來，皮膚上的擦傷破皮差不多一週就能好，為什麼坐骨神經受傷（障礙）卻得花上好幾個月才能復原呢？

在我們體內，為了防止血液中流動的有害物質進入神經，供應神經營養的血管中有一種類似保衛構造的機制，叫做「血液神經屏障」（blood-nerve barrier，BNB）。

但是，這種屏蔽機制不只會阻擋有害物質通行，同時也會**擋下大部分分子量較大、卻能幫助傷口盡早復原的「細胞激素」（cytokine，細胞分泌的生理活性物質）或「神經營養因子」（neurotrophin，NT）**[1]。

打個比方，這種神經就像是住在不怕毒蛇猛獸來襲的離岸小島，卻也難以獲取先進的醫療資源。因此比起皮膚的傷，神經的傷在復元上要來得困難許多。

不過，**具有高滲透壓（吸水力強）的昆布等食物富含的甘露醇，卻可以撐開血液神經屏障**。在一項使用電子顯微鏡觀測白老鼠血液神經屏障的實驗中，也觀察到注射甘露醇後，血液神經屏障的確有被撐開的現象(2)。

甘露醇的此一特質，也可以應用在治療腦中風的藥物中。注射甘露醇增加血滲透壓，將腦神經中的積水導入血管，可以有效緩解腦水腫。

3 魚貝類和肝臟富含的維生素B12，可以修復受損神經

維生素B12是一種富含於蜆、蛤蜊這種貝類，以及秋刀魚、肝臟等食物中的水溶性維生素（圖4－3）。這種維生素可以提升，**也具有修復神經的功用**。

有一項調查是針對六十名患有坐骨神經痛的腰痛患者，讓他們當中三十人每天服用一公克的維生素B12錠劑，另外三十人則服用不含維生素B12的安慰劑。

調查結果顯示，每天服用一公克維生素B12錠劑的患者在治療兩週後，疼痛症狀明顯獲得改善(3)。

基於這項調查研究，在看診中如遇到有「腳麻」或「神經痛」的患者時，我通常會開立含有維生素B12的處方藥物「甲鈷胺」（mecobalamin）。不過在我的看診經驗中，還沒有遇過光是服用維生素B12就能治好腳麻與神經痛的患者。

但也因為維生素B12沒有重大副作用，許多醫師會將維生素B12視為一種「安慰劑效應」（placebo effect），長期開立處方。所謂的安慰劑效應，就是患者在服用醫師口中「有效的藥」之後，即使實際上吃下的是砂糖，仍具有改善不適的暗示性效果。

可是在醫療財政窘迫的現代社會，不應將資源長期挹注在這些可能不具較大功效的藥物上，也絕對有必要重新審視健保以外的項目與對象。實際上，日本厚生勞動省已於二〇一二年，將所有單純作為營養補給用途的維生素劑排除在健保給付項目之外。

只有在以下幾種狀況，健保才會給付醫院開立維生素劑的處方藥物：①症狀原因確認是來自維生素缺乏或代謝異常；②要透過飲食攝取人體必要的維生素顯有困難；③醫師判斷維生素劑有助於患者的病情[4]。

換言之，一般可經由飲食攝取維生素的腳麻或神經痛患者，只能在健保不給付的情況下，上藥局購買維生素劑。

儘管如此，健保給付的維生素劑處方量，仍在二〇一二年之後持續增加（圖4 —

4）。如果我們每個人都不去努力維護這個社會的醫療保險制度，總有一天醫療財政會破產。

基於這一點，我會建議並幫助我的患者在供給身體神經營養上，不要依賴維生素B12，而是透過飲食來攝取。

圖 4 － 3　100 公克的維生素 B12 含有量

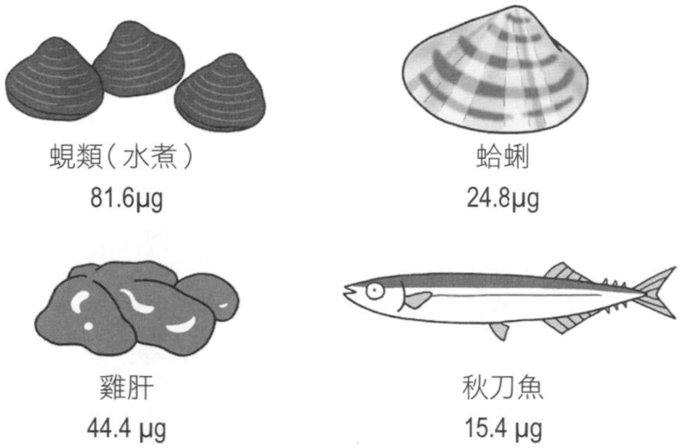

圖 4 － 4　健保規制變更後，維生素劑處方量持續增加

2012 年，日本健康保險在關於維生素藥物的給付辦法中，修訂除了藉由飲食攝取維生素顯有困難的人，其餘健保不給付的規制後，處方量反倒年年增加，醫療財政愈見窘迫。

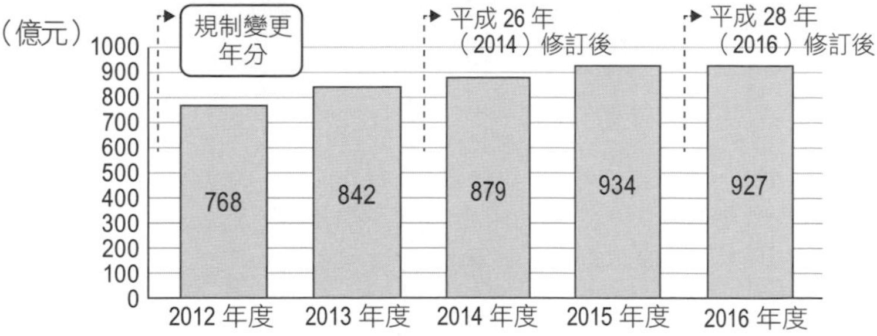

資料來源：「保險局調查課：特定醫藥品的藥劑料等之變化」

4 多從飲食攝取甘露醇和維生素B12，坐骨神經痛獲得驚人改善！

「梨狀肌症候群」是臀部肌肉腫脹後壓迫坐骨神經，引發腿部疼痛或痠麻的疾病。

在一項針對二十二名梨狀肌症候群患者的研究中，連續五天將昆布中富含的甘露醇五十毫克（〇・二公克乾燥昆布含有量）注射至靜脈，同時在六週內每天服用維生素B12五十二微克（比蜆類一百公克含量略低，比雞肝一百公克含量略多）。

過了三個月與六個月後再進行診斷，坐骨神經痛的症狀獲得了大幅改善。

比較療程前後的MRI影像檢查，治療前，八十六・四%的患者坐骨神經呈現浮腫的狀態；治療六個月後，坐骨神經浮腫的患者比例下降約十八・二%（約五分之一）(5)。

為什麼同時攝取甘露醇和維生素B12，可以收到如此良好的成效？如前面提到，甘露醇具有開啟血液神經屏障的功能，透過這個功能，可以**將神經內累積的水分導流至血管，進而改善神經的浮腫狀況**。

隨著水分從開啟的血液神經屏障流出，**維生素B12會進入神經**，加速神經傷口復元的速度。

如此一來就能盡早治癒坐骨神經痛，可見，同時攝取甘露醇和維生素B12很重要。

只不過，這項研究是直接將甘露醇注射至靜脈，但昆布高湯的甘露醇得經口攝取，再經過胃與小腸的消化酵素分解，所以有可能不會進入養護神經的血管。那麼，經口攝取的甘露醇可以不被分解就抵達神經嗎？

其實，甘露醇是非常不易分解的物質，因此可以順利通過胃和小腸，然後抵達大腸。一項研究指出，來到大腸內的甘露醇，其中五十％會經腸內細菌發酵後供應人體能量消耗，剩下的五十％則會分解成小單位（分子）在血液中循環[6]。

所以，就算從飲食中攝取甘露醇，也可以充分發揮其功效

5 護腰食譜

味噌蜆湯／雞肝筑前煮／昆布漬秋刀魚

那麼，我們該吃那些料理，才能有效地攝取甘露醇和維生素B12呢？我推薦的是經**由昆布高湯充分提味、展現食材本身風味的料理**。一來用高湯逼出了食材的鮮甜口感，二來能控制醬油與味噌的分量，能少放點鹽。

事實上，日本國立循環系統疾病研究中心在針對預防及改善高血壓的對策上，也推薦民眾多吃「少鹽料理」。而這種料理在本質上就是須要充分運用高湯的料理。而且，**昆布高湯對於腰痛和血壓等症狀都有助益，可說是一石二鳥的食材**。

昆布高湯基本上是一公升水對十公克昆布。成分標示上有甘露醇（或甘露糖醇）的市售昆布也可以。

在下一頁的表格中，列出了富含維生素B12的前三十二大食材（圖4－5）。

本書會介紹名列第一的蜆類、十三名的蛤蜊、十一名的雞肝，以及二十四名的秋刀魚，運用昆布高湯後做成的料理食譜（約兩～三人分）。表格中的其他食材與昆布高湯的搭配運用，也請各位不妨挑戰「DIY護腰料理」。

①蛤蜊味噌湯、味噌蜆湯

【材料】

蛤蜊或蜆仔一包、昆布高湯五百毫升、味噌兩大匙、料理酒適量

【作法】

1 將水和酒倒進鍋裡，加入蛤蜊或蜆仔煮至沸騰。這時要留意鍋內會冒出白色泡沫往鍋外溢出。

2 反覆撈除浮沫後，煮到蛤蜊或蜆仔全開再熄火。此時味噌已經完全融入湯汁，可以上桌。

圖 4－5　富含維生素 B12 的食物 BEST 32

富含維生素 B12 的食物 BEST 32（水分 40%以上）

第 1 名 蜆類（水煮）	81.6	第 12 名 鮟鱇魚肝（生）	39.1	第 23 名 真鰯（生）	15.7
第 2 名 蜆類（生）	68.4	第 13 名 蛤蜊（生）	28.4	第 24 名 秋刀魚（生）	15.4
第 3 名 海瓜子（水煮）	63.8	第 14 名 鰍魚（生）	28.2	第 25 名 沙丁魚乾（生）	14.6
第 4 名 赤貝（生）	59.2	第 15 名 牡蠣（生）	28.1	第 26 名 螢烏賊（生）	14.0
第 5 名 醃漬鮭魚卵	53.9	第 16 名 豬肉（肝）	25.2	第 27 名 真鯖（生）	12.9
第 6 名 牛肉（肝）	52.8	第 17 名 牛肉（小腸）	20.5	第 28 名 水煮蝦蛄	12.9
第 7 名 海瓜子（生）	52.4	第 18 名 魚子醬	18.7	第 29 名 鲱鱼乾	12.6
第 8 名 北寄貝（生）	47.5	第 19 名 明太子（生）	18.1	第 30 名 牛心	12.1
第 9 名 鮭魚卵	47.3	第 20 名 沙丁魚（油漬）	18.0	第 31 名 水煮鯖魚	12.0
第 10 名 蛤蜊佃煮	45.4	第 21 名 鯡魚（生）	17.4	第 32 名 醋漬鯖魚	11.4
第 11 名 雞肉（肝）	44.4	第 22 名 鹽辛烏賊	16.7		

每 100 g 含有量
單位：μg

資料來源：簡単！栄養 and カロリー計算 http://www.eiyoukeisan.com

②用雞肝取代雞肉的營養筑前煮

【材料】

昆布高湯三百毫升、雞肝一百二十公克、胡蘿蔔、芋頭、竹筍、牛蒡、蓮藕八十公克、乾香菇三朵、蒟蒻五十公克、調味料（醬油、味醂、砂糖、鹽、料理酒）

【作法】

1　將雞肝浸泡在盛裝鹽水的碗裡約十五至二十分，去除腥臭味。用清水沖洗乾淨，放進沸騰的水裡加熱煮熟。

2　乾香菇去除根部，放入冷水浸泡至發後撈出。

3 蒟蒻切塊以方便入口，放入沸騰的水約三分鐘去除澀味，然後撈起瀝乾。

4 蔬菜隨意切塊。記得先沖掉芋頭表面的黏液。

5 在鍋裡加油拌炒蔬菜，炒熟後加入昆布高湯和調味料再煮十五分（可加入適量泡發香菇的水）。

6 將雞肝、蒟蒻、香菇一起倒入鍋裡，煮七分後靜置冷卻，充分入味後即是一道味道醇厚耐吃的日式料理。

③日式昆布薑煮秋刀魚

【材料】

昆布四十毫升、秋刀魚一尾、生薑二十公克

料理醋（醋三〇〇毫升、水一五〇毫升、砂糖二分之一大匙、薄口醬油十五毫升）

【作法】

1 取秋刀魚切成三段，魚身兩面充分均勻抹上鹽巴去腥，靜置二～三小時。

2 用清水洗淨魚身的鹽和血水，然後去骨。

3 將生薑和料理醋混合，放入秋刀魚浸漬三十分。

4 等魚身變白，以廚房紙巾充分擦乾水氣。

5 將昆布輕輕沾取料理醋後，包覆在4的魚身外。

6 用保鮮膜包起，放進冰箱三小時至一晚。

7 將秋刀魚從頭部去皮，切成適合入口的大小。

6 使用昆布高湯的蛤蜊味噌湯和味噌蜆湯，效果加倍！

我在患者當中，選出十名固定會來醫院回診、患有坐骨神經痛並接受薦椎裂孔注射療法的患者，要求他們實行以下的食物療法：每天喝昆布高湯燉煮的蛤蜊味噌湯或味噌蜆湯（不放味噌，只有昆布清湯也可以），為期四週。

市售的蛤蜊或蜆仔一包約二百五十～三百公克。根據第一四八頁針對梨狀肌症候群的調查研究結果，一天須攝取五十二微克的維生素B12。因此這十名患者須要食用蛤蜊一百三十公克（二分之一包）、蜆仔八十公克（四分之一包）。

四週下來，十名患者中有七人每天都食用這些昆布高湯做的貝類料理（其餘三人因難以採行食療而放棄）。然後將這七名患者的治療成績，與同時期一樣受坐骨神經痛困擾、也接受薦椎裂孔注射療法卻未實行食療的另外十名患者進行比較。

圖4－6　4週後，每天吃昆布高湯貝類料理的7名患者回饋

年齡	性別	病名	回饋
66	男	脊柱管狹窄症	雙腿變得較有力，麻痺感也消失了。
70	男	脊柱管狹窄症	腿幾乎不痛了
75	男	脊柱管狹窄症	腿不痛時可以走更遠的距離，但還是會腿麻
70	女	脊柱管狹窄症	酥麻的疼痛感消失了
76	女	脊柱管狹窄症	雙腿還是無力，疼痛和發麻感一點也沒改善
51	女	椎間盤突出	大腿內側像被拉扯般的疼痛與麻痺感減輕
47	男	椎間盤突出	雙腿變得比較有力，也不再感到劇烈疼痛

在並未採行食療的十名患者中，羅蘭・摩理斯腰痛指數（參照第一章專欄）於治療前平均為六・三個項目，四週後平均改善一・四個項目；而另一組每天食用昆布高湯貝類料理的七名患者中，腰痛指數在治療前平均為七・三個項目，四週後平均改善二・八個項目。換言之，使用羅蘭・摩理斯腰痛指數評估後，連續四週攝取昆布高湯貝類料理的患者組，比起未食用組，腰痛改善程度達兩倍之多（圖4－6）。

在回饋腿部疼痛症狀的五人中，有四人（八十％）獲得改善；回饋腿部無力症狀的三人中，則有兩人（六十

七％）獲得改善。但是在麻痺感症狀上，四人中只有一人（二十五％）獲得改善。由此可知，食用昆布高湯貝類料理雖然可以有效緩解坐骨神經痛引發的腿部疼痛與肌力低下（雙腿無力），卻無助於改善腿部的麻痺感。

不過，以上只是這四週的小結。對大多數患者而言，要每天持之以恆食用昆布高湯做成的貝類味噌湯並不容易，但這個過程可以讓我們注意到身邊有許許多多富含維生素B12的食材，同時品嚐到各式各樣昆布高湯製作的美味料理。

我有相當多患者除了接受薦椎裂孔注射療法，飲食上也同時注意攝取甘露醇與維生素B12，一步步改善坐骨神經痛引發的疼痛、肌力低下與腿麻等不適症狀。

從食物中攝取而來的營養，既不須要擔心副作用，又可省下藥費。飽受坐骨神經痛所苦的患者們，請務必嘗試這套飲食療法。

第四章
重點整理

- 可以透過飲食來改善「腰腿痛」「酸麻感」「肌力衰退」等症狀。
- 要改善神經性炎症與水腫，必須打開血管與神經之間的「屏障」。
- 昆布裡富含的「甘露醇」，可以擴張血管與神經之間的屏障。
- 在「昆布高湯」裡加入富含「維生素B12」的肝臟或貝類，搭配食用吧。
- 食用昆布高湯燉煮的「蛤蜊」或「蜆仔」料理，的確可以改善腰痛。

專欄 4

飽受慢性腰痛所苦的人不妨多吃生薑

有一項研究找來成年女性三十人（平均年齡四十七・三歲），調查**「生薑醋」**對於改善腰痛的效果[7]。

首先將生薑去皮，放進調理機裡打碎成薑末。

生薑末一公斤對砂糖〇・五公斤，再加入九十%食用酒精（精餾酒精）五百毫升，然後加水稀釋成四公升溶液。溶液充分混合後，加入醋母一百毫升，在三十度環境下靜置十天發酵，等熟成後加熱食用即可。

讓這三十名女性在兩週內每天飲用十公克的生薑醋，結果顯示，全體受試者在「肩頸僵硬」「腰痛」「前一天的疲勞感揮之不去」「全身無力（倦怠感）」這四個項目上獲得了顯著改善。

目前已知生薑含有的「薑辣素」「薑酚」「薑醇」等成分，**具有緩解疼痛或炎症的功效**，也能有效舒緩腰痛。

再加上**生薑醋可以改善「前一天的疲勞感揮之不去」「全身無力（倦怠感）」等不適症狀**，所以也可進而紓解大腦的緊繃感或減輕大腦壓力（參照第二章第五節）。

因此，慢性腰痛的人不妨留意多攝取生薑，在一般治療之外搭配食療，能帶來更大的成效。

參考文獻

1 〈臨床神経学〉49: 959-962, 神田隆，二〇〇九年。

2 〈Am J Physiol.〉268: H740-748,Kalichman MW, et al, 一九九五年.

3 〈Eur Rev Med Pharmacol Sci.〉4:53-58, Mauro GL, et al, 二〇〇〇年.

4 保険調査課：特定の薬品の薬剤料等の推移について https://www.mhlw.go.jp/bunya/iryouhoken/database/zenpen/dl/cyouzai_doukou_topics_h30_04.pdf（二〇二〇年四月閲覧）。

5 〈J Back Musculoskelet Rehabil.〉32: 329-337, Huang ZF, et al, 二〇一九年.

6 〈日本食物纖維学会誌〉14: 13-22, 本郷涼子等人，二〇一〇年。

7 〈日本未病システム学会雑誌〉15: 219-229, 林千賀子等人，二〇一〇年。

第五章

對於骨質疏鬆症引起的腰痛也有效的簡單護腰操・飲食・藥物

1 強化骨骼，預防骨質疏鬆症引起腰痛

引起腰痛的原因，其中之一就是**骨頭內部變得空洞的「骨質疏鬆症」**。骨質疏鬆嚴重的患者，有可能引發脊椎壓迫性骨折，這時彎曲的脊椎會拉扯肌肉，導致肌力衰退等症狀。

人體的骨量會隨著年齡下降。男性和女性都會因為年歲漸增而有罹患骨質疏鬆症的風險，但尤以女性停經後骨量會大幅流失。若骨質疏鬆症嚴重，不只脊椎受到影響，只要跌倒就容易造成髖骨或手腕骨折。這也導致生活品質下滑，甚至可能因此臥床不起。

所以，為了一掃中老年人的骨折或腰痛夢魘，我們必須現在就依年齡採取骨質疏鬆症的預防策略。

近年來，骨質疏鬆症的治療藥物相繼上市，從原本添加鈣製劑或維生素D製劑，以至於增加骨量的新型藥物都有。我的患者當中，當然也有屬於適合新型藥物的類型。

但在日本，骨質疏鬆症的新藥非常昂貴（後文詳述）。因此在療程中會盡可能不使用這些藥物，而是優先採取打好身體根基的簡單護腰操和飲食攝取，進行預防、治療。

其實只要保持運動的習慣並重視飲食，就可以強化人體的骨骼。各位不妨在日後不得不依賴藥物之前，從骨量走下坡前的年紀就開始養成運動及良好的飲食習慣。

人在成年之後會停止生長，但骨頭還是每天都在重造及更新。**體內的「破骨細胞」會破壞老舊骨質，而新生骨質的工作就是靠「成骨細胞」，如此循環不息**。這時就可以透過維生素D和維生素K，增進吸收強健骨骼的原料——鈣質。

可是，當新生的骨量低於被破壞的骨量，合成骨質所需的原料在供應上會顯著下滑，造成「骨密度」不足的現象。於是，骨頭會出現許多空隙，容易導致骨折。這就是我們所說的骨質疏鬆症。

罹患骨質疏鬆症後，臀部只要一著地或跌倒，就可能引起骨折。大多是手腕骨折（遠端橈骨骨折）或髖部骨折（股骨近端骨折），但實際上，**最常發生的是脊椎壓迫性骨折**。

這時，圓柱形的椎體（參照第一章第五節）會被壓垮，椎體內的骨小梁也會漸漸被壓扁。**其中一個椎體引發壓迫性骨折之後，脊椎的平衡會遭到破壞，周邊的骨頭會像一個**

個倒下的骨牌那樣，接連出現壓迫性骨折，導致前傾駝背。看起來就像偶爾會在路上看到的阿嬤一樣。而一旦出現駝背，附著於脊椎四周的脊柱起立肌就會變得緊繃僵硬，容易引發腰部疼痛（圖5－1）。

年紀愈大，愈容易罹患骨質疏鬆症。**尤其是停經後的女性務必要格外注意**。這是因為女性荷爾蒙中有一種雌激素，具有抑制破骨細胞作用的功能。然而停經後，這種雌激素的分泌量劇減，破骨細胞變得活躍，遭到破壞的骨質也漸趨增加。

圖5－1　骨質疏鬆症造成的骨折會引發腰痛

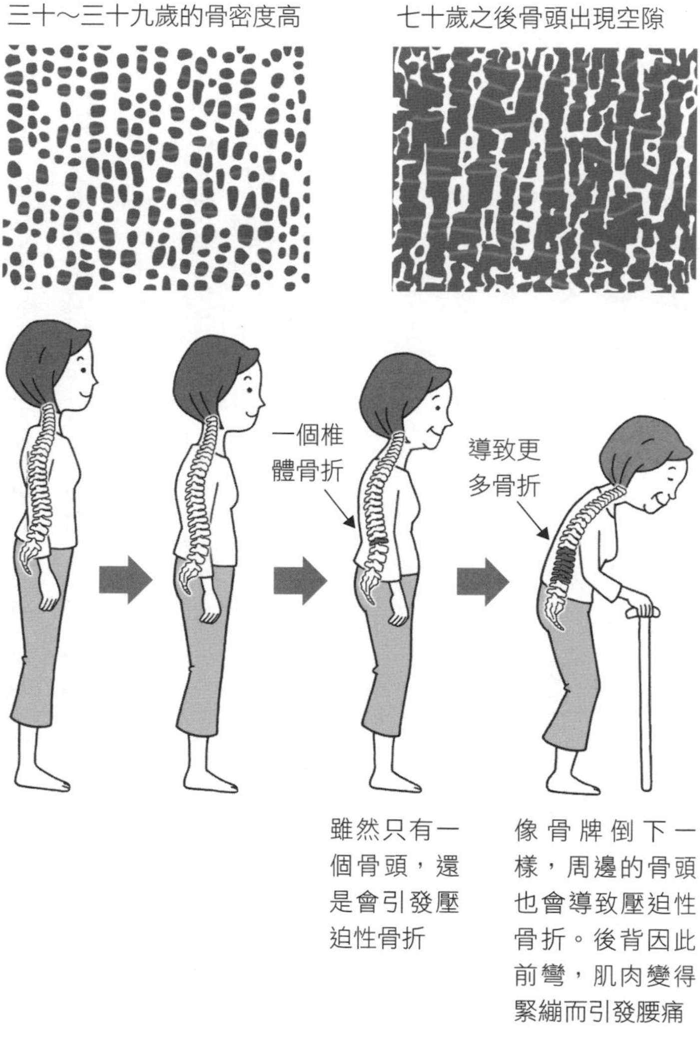
三十～三十九歲的骨密度高
七十歲之後骨頭出現空隙
一個椎體骨折
導致更多骨折
雖然只有一個骨頭，還是會引發壓迫性骨折
像骨牌倒下一樣，周邊的骨頭也會導致壓迫性骨折。後背因此前彎，肌肉變得緊繃而引發腰痛

另一方面，男性雖然不像女性一樣會受停經影響，卻也不能輕忽。畢竟年紀愈大骨骼就愈弱，超過七十歲之後，還是容易發生骨質疏鬆症。雖然嚴重的壓迫性骨折多見於女性，但實際上，比起女性，**單就壓迫性骨折來看，出現在男性身上的比例反而較高**。

一項針對四十歲以上共一千四百八十六位日本人的研究中，將這些受試者的腰椎影像檢查加以比較，發現其中有壓迫性骨折的女性比例為十・三%，男性則高達二十一・三%，男性人數是女性的一倍以上。也許各位的既定印象是「男性不容易罹患骨質疏鬆症，所以不須要太在意」。然而從前述的研究結果可知，**男性也必須重視壓迫性骨折的預防**[1]。

脊椎壓迫性骨折的重症程度，是以相對於不易壓扁的椎體後方高度，容易壓扁的椎體前方高度減少的比例來進行分類[2]。前方高度減少低於二十%，屬於「正常（零度）」；二十%以上、不滿二十五%為「輕症（一度）」；二十五%以上、不滿四十%為「中症（兩度）」；超過四十%為「重症（三度）」

前面提到的一千多名日本人的調查顯示，輕症（一度）以男性居多，重症（三度）

圖5－2　壓迫性骨折整體上男性居多，但女性多為重症

正常（0度）
相較於後方高（a）
前方高（b）減少低於
20%

輕症（1度）
b比a減少高度
超過20%，不滿25
五%

中症（2度）
b比a減少高度
超過25%，不滿40%

重症（3度）
b比a減少高度超過
40%以上

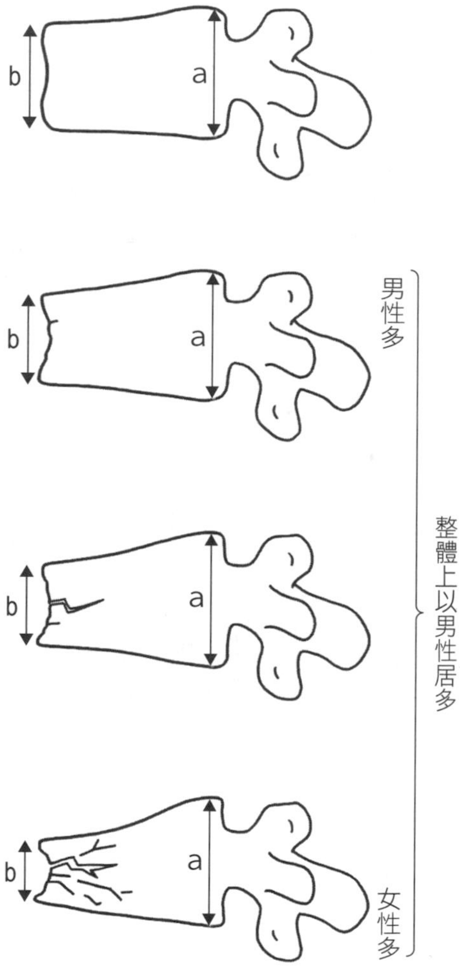

以女性居多（圖5－2）。從結果可知，男性成年後往往會搬運重物，因此增加了腰椎骨折的機會；另一方面，女性停經後骨骼變得脆弱，只要一個椎體骨折就可能造成椎體崩塌。

而且，罹患骨質疏鬆症且引發壓迫性骨折之後，再次引發壓迫性骨折的機率很高。研究也指出，脊椎一處引起壓迫性骨折的人，一年內發生壓迫性骨折的機率，是不曾出現壓迫性骨折的人的二・六倍(3)。

所以我希望透過這本書，幫各位養出完全不會發生壓迫性骨折的強健骨骼。

此外，對於曾出現壓迫性骨折的人，為了避免引發脊椎連鎖斷裂，小心預防下一次的骨折至關重要。所以各位必須在骨量還足夠的年紀，就進行可以強化骨骼的簡單肌力訓練。

但是每個年齡層的訓練方法並不一樣，這是因為不同年齡層的肌肉量與骨量都有所差異。

接下來我將為各位進一步介紹這套訓練方法。

2 依各年齡層推薦的預防骨質疏鬆症運動

首先是小學生。

須要這麼早就預防骨質疏鬆症嗎？也許有人會這麼想。其實，女性從迎來第一次的生理期之後，骨骼就不容易變粗。

相較之下，男性在出現第二性徵之後，鈣質會附著在骨膜外側，骨骼會變得愈來愈粗。這是因為男性荷爾蒙中的睪固酮會活化成骨細胞的作用。因此步入成年的男性，身體會逐漸變得結實健壯。

然而女性在初經之後，體內的女性荷爾蒙（動情素等）分泌旺盛，鈣質不是附著在骨膜外側，而是內側，因此骨骼不容易變粗。要改善這一點，從女性幾乎還沒分泌女性荷爾蒙的初經前就採取對策很重要。

要讓小學生的骨頭變得強健，像跳繩這類過程中反覆跳躍的運動就很適合。這是因

為骨骼在承受適度的衝擊力下，會變得粗大強壯。

有人曾以成長期幼鼠進行研究，調查跳躍運動對骨量與骨強度的影響程度。這項研究讓幼鼠分別在一天跳零次、五次、十次、二十次、四十次、一百次，最後比較結果。結果顯示，一天跳五次的成長期幼鼠，在骨量與骨強度的增加上獲得最好的成績(4)。

也有一項研究針對人類的跳躍運動進行調查，受試者分別為不曾來過生理期，以及來過生理期的女性（十～十五歲）。讓這兩類受試者一天花二十分鐘來回跳上三十公分的檯子，每週兩次，調查為期九個月。結果顯示，只有沒來過生理期的女性在腰椎與股骨頸的骨密度（骨鹽量）呈現增加的現象(5)。

從這項研究可知，女性在初經前可以透過跳躍運動有效強健骨骼。所以，身為小學生的父母或是教師的各位，請讓孩子們多多從事跳繩等跳躍運動吧。

圖 5－3　各年齡層的骨質疏鬆症預防對策①

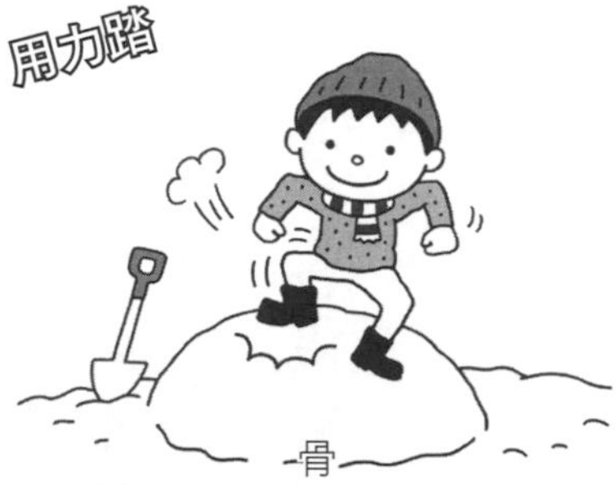

〈全年齡層的共通點〉
人體的骨頭就和雪一樣，愈是踩踏就會變得愈結實。因此，請各位開始嘗試做一天 5 回的跳躍運動吧

1 小學生：跳繩的簡單肌訓

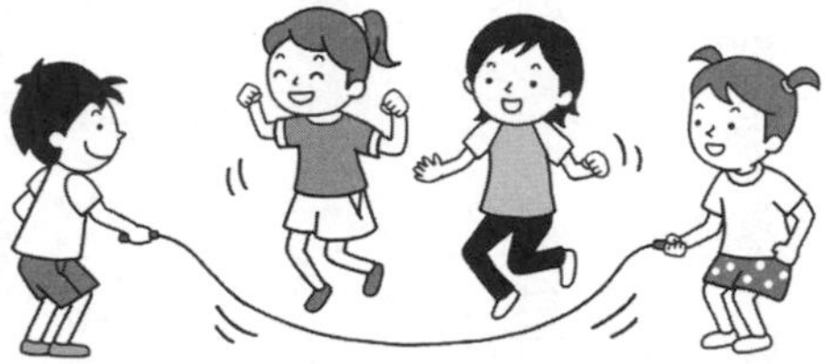

女性在第一次生理期前常跳躍 30 公分，骨骼會變得更強壯

2 青年期：籃球的簡單肌訓

一週 3 天、每天 10 回最大垂直跳躍，可以增加骨密度

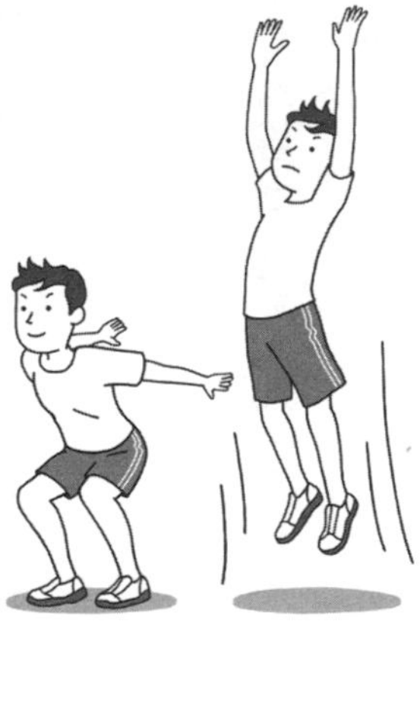

再來是中學生到三十多歲的青壯年時期。

這個世代若想增加骨密度，比起跳很多次，要盡可能跳得高才是關鍵。

一項針對年輕女性的研究中，讓受試者在六個月內進行一天十回、每週三天最大跳躍高度運動。結果顯示，受試女性的腰椎骨密度增加二・四%，股骨頸骨密度也增加三%[6]（圖5－3）。這是因為**當人們奮力往上一跳，著地時承受的衝擊力道可以活化有助骨骼強健的成骨細胞**。

像這樣奮力垂直跳躍，可以有效強健骨骼。但是只為了強化骨骼就要人一天到頭跳好幾次，較年輕的人恐怕做不到吧。

因此，我建議還是從運動著手。特別是經常須要跳躍的運動，像是籃球或排球等等。每週和球隊成員練習一次，就能有助骨骼健康成長。

但是像那些不擅長運動或是比較忙碌的人，偶爾**參加現場演唱會**，**或是上KTV唱歌**也是不錯的選擇。唱得興起時就盡情跳躍吧，如此一來，不僅樂趣大增，也可以鍛練骨骼。

就像這樣，自然地去尋找跳躍的機會，將有助預防日後的骨質疏鬆症。

四十歲之後，光是跳躍還不夠，必須將肌力訓練納入日常生活中的重要事項。這是因為肌力在毫無鍛練的情況下會逐漸衰退，而**跳躍只能增加骨密度。肌力一旦走下坡，就會導致骨頭承受過大的負擔，甚至有變形之虞**。

根據一項針對位於腰椎左右兩大片「腰方肌」的調查研究指出，相較於二十多歲女性，四十~五十九歲女性在這塊肌肉的容積減少達三十%[7]。如果任憑肌力持續衰退，不光是腰痛，連脊椎都可能會因為負擔過大，引發壓迫性骨折。

但不要輕言放棄，肌力訓練不只是針對身上的肌肉，也可以有效強化骨骼。

英國一項研究指出，肌力訓練有助於增加股骨與腰椎的骨密度[8]。尤其對停經前後的女性，從事結合跳躍運動的肌力訓練非常重要（圖5－4）。

因此在步入中年之後，不妨將肌力訓練加入每週十回、一天三次的跳躍運動中。**我特別推薦第三章介紹的「側棒式」**。「側棒式」不僅可以鍛練到「腰方肌」，還能預防壓迫性骨折。

此外，對停經後的女性（或是過了六十歲的男性）來說，預防因骨質疏鬆症導致的駝背非常重要。因此我推薦背肌運動。

一項研究針對停經後女性（平均年齡為五十六・八歲）進行追蹤，這些女性在兩年內持續實行「背肌強化訓練」（一天十回，每週做五天），訓練過程中須承受背肌最大肌力的三十％。依據十年後的追蹤調查顯示，比起沒做訓練的人，做過背肌訓練的人在背部肌力與腰椎的骨密度上顯著增加。而且，若將沒做訓練的人的椎體骨折發生率視為百分之百，做過訓練的人骨折發生率只有六十二・八％(9)。

根據這項研究的結果，六十歲以上女性的背部肌力平均值約五十公斤，因此理想上可從十五公斤的負重來進行背肌訓練。十五公斤大約等同四十本書，或是接近三包米袋

圖5－4　各年齡層的骨質疏鬆症預防對策②

3 中年期：跳躍運動＋側棒式的簡單肌訓

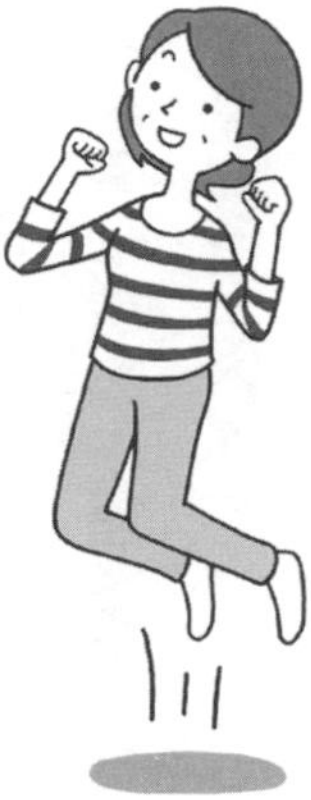

＋

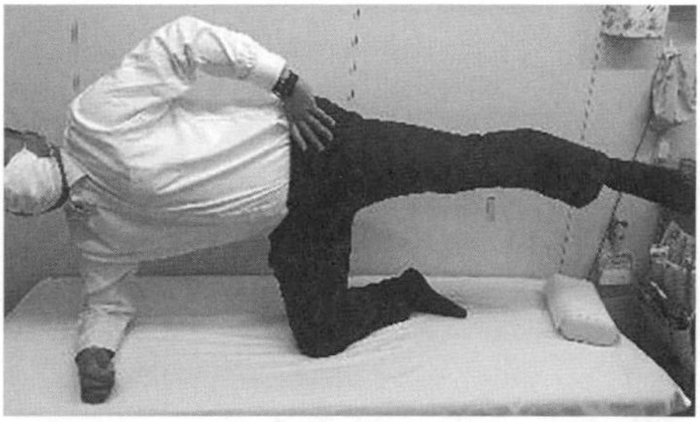

40～59 歲女性的腰方肌容積，比起 20 多歲女性減少約 30%。可以做側棒式來訓練這塊肌肉

4 熟年期：加入阻力的簡單背肌訓練

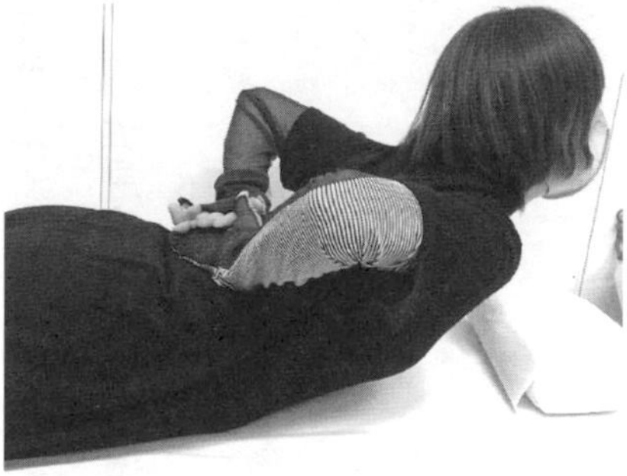

雙手伸向後背，反轉手背或握拳緊壓側腹（就像被 3 包合計 15 公斤的米袋壓著一樣），身體像是要對抗這股力道般後仰挺胸。一天做 10 回、每週做 5 天。

的重量。但每次都得準備那麼重的東西，背著做訓練，也太麻煩了。

因此在我的簡單肌訓中，各位只須要**將兩手伸往後背，反轉手背或握拳緊壓側腹（就像被三包米袋壓著一樣），像要用力推開東西似的，讓上身後仰挺胸。這項背肌運動請一天做十回、每週做五天。**

3 預防骨質疏鬆症的優質食材：納豆

女性進入更年期之後，伴隨女性荷爾蒙（雌激素等）分泌減少，骨質會快速流失，造成骨密度急遽下降。而這也將同時影響鈣質在骨頭中沉積的能力。

這時不妨**多攝取大豆中富含的大豆異黃酮**。**大豆異黃酮和女性荷爾蒙的結構相似，可以作為女性荷爾蒙的天然替代品**。在實務研究中，讓骨質疏鬆的老鼠攝取大豆異黃酮之後，的確有助於預防骨質流失(10)。

此外，大豆中富含的維生素K2可以活化骨骼中的蛋白質，回復鈣質在骨頭中沉積的能力。尤其是**大豆製品中的納豆，具有豐富的大豆異黃酮與維生素K**。

圖5－5　**納豆食用量與股骨頸骨折頻率的關聯性**

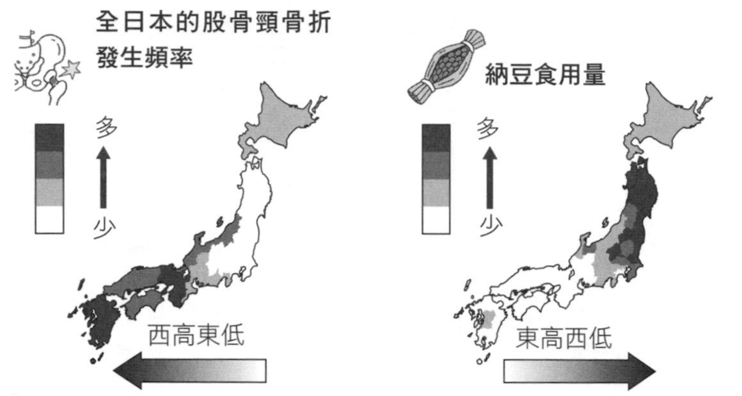

西日本的高齡女性大多不愛吃納豆，骨質疏鬆而引發股骨頸骨折的頻率較高

資料來源：總務省家計調查

然而在西日本，人們多數不愛吃納豆（圖5－5）。

因此也有報告指出，比起關東或東北地區的居民，關西、四國、九州、沖繩居民因骨質疏鬆症引起股骨頸骨折的機率較高（圖5－5）。

常吃納豆的地區居民中，罹患骨質疏鬆症的比例較少，就算跌倒了，也不容易導致股骨頸骨折[11]。

4 多吃菠菜和小松菜，補充維生素K和鐵質

儘管很清楚吃納豆的好處，但想必很多人還是「怎麼樣都不敢吃」吧。不管花多少心思調味烹調，只要遇上納豆就沒轍（連大為推薦納豆的我，也因為出身關西而幾乎不碰納豆）。

因此，**我要向不愛納豆的讀者推薦「菠菜」和「小松菜」**。雖然這兩種蔬菜在維生素K的含量上都不如納豆來得多，但因維生素K主要在植物的葉綠體中製造，常見於一般蔬菜或海藻類中，所以尤以這兩種鮮綠色蔬菜含量豐富（圖5－6）。

嚴格來說，蔬菜或海藻類中含有的「維生素K1」，並不同於納豆、肉類、蛋、乳製品等食物中含有的「維生素K2」。不過，在體內酵素的作用之下，部分的維生素K1會轉變成納豆中富含的維生素K2，在骨頭上發揮作用。

圖 5－6　富含維生素 K 的食品 BEST 32

第 1 名	碎納豆	930	第 12 名	鹿尾菜（水煮）	360	第 23 名	蕪菁葉（米糠漬）	260
第 2 名	洋香菜	850	第 13 名	皇宮菜（水煮）	350	第 24 名	油菜	250
第 3 名	紫蘇（生）	690	第 14 名	白蘿蔔葉（水煮）	340	第 25 名	鴨兒芹（水煮）	250
第 4 名	黃麻菜（生）	640	第 15 名	蕪菁葉（生）	340	第 26 名	酸菜	220
第 5 名	納豆	600	第 16 名	韭菜（水煮）	330	第 27 名	羽衣甘藍（生）	210
第 6 名	明日葉（生）	500	第 17 名	菠菜（水煮）	320	第 28 名	芝麻菜	210
第 7 名	山茼蒿（水煮）	460	第 18 名	小松菜（水煮）	320	第 29 名	蘿蔔苗	200
第 8 名	黃麻菜（水煮）	450	第 19 名	佃煮昆布	310	第 30 名	水田芹	190
第 9 名	羅勒	440	第 20 名	雞毛菜（生）	270	第 31 名	紫蘇籽	190
第 10 名	魁蒿（水煮）	380	第 21 名	菠菜（生）	270	第 32 名	韭菜（生）	180
第 11 名	蕪菁葉（水煮）	370	第 22 名	山葵漬	270			

每 100 g 含有量
單位：μg

資料來源：簡単！栄養 and カロリー計算 http://www.eiyoukeisan.com

我之所以推薦菠菜和小松菜，不只是因為這兩種蔬菜富含維生素K，而是**這些蔬菜富含的鐵質，也具有舒緩疼痛的功效**(12)。換言之，**有助於舒緩腰痛**。

而且，鐵質同時是輸送氧氣的紅血球中肌紅蛋白的原料。鐵質可以將氧氣充分送達肌肉，提升簡單肌力訓練的效果。不愛吃納豆的人不妨多食用菠菜和小松菜，補給體內的維生素K和鐵質。

5 治療骨質疏鬆症的三種藥物

骨質疏鬆症也可以透過藥物治療。骨質疏鬆症的治療藥物大致可以分成三種[13]：①抑制破骨細胞作用的藥物；②幫助成骨細胞作用的藥物；③補充骨骼必需營養素的藥物（圖5－7）。

近年來，製藥公司紛紛將心力投注在開發治療骨質疏鬆症的新藥上，各式新藥陸續上市。而且隨著社會整體高齡化，這類患者逐年增加，加上從投藥到發揮效果仍需一段很長的時間，所以在製藥公司眼中，骨質疏鬆症的治療藥物無疑是一項賺錢的商品。

或許在各位讀者之中，也有人已經診斷出骨質疏鬆症，並且開始服藥。而當然，我也相信必定有患者是需要藥物治療的。

不過我認為，**像是那些從未因骨質疏鬆症引起骨折的人，如果可以，請盡量避免用藥，而是透過運動或飲食來進行改善。**

圖 5 － 7　骨質疏鬆症治療藥物

＊粗體字的藥物，對於壓迫性骨折有效

①抑制骨頭被破壞的藥物

a）雙磷酸鹽類藥物（Bisphosphonate，BP）
一進入體內會很快沉積在骨骼上，可以強力抑制破骨細胞的活性。大多是羟基乙叉二膦酸、伊班膦酸這類早上起床要立刻服用的藥物。

b）抗 RANKL 抗體製劑
由於對骨骼造成破壞的破骨細胞在生成與活性上，都需要與 RANKL（核因子 B 配體激活受體）結合，所以這種藥物可以抑制破骨細胞的作用，例如地舒單抗等。半年注射一次。

c）**抑鈣素（Calcitonin，也可應用在壓迫性骨折症狀）**
可以作用在部分存在於破骨細胞內的抑鈣素受體，抑制骨骼遭到破壞，例如依降鈣素等。每週注射一～二次。

②幫助造骨作用的藥物

a）**副甲狀腺荷爾蒙藥物（也可應用在壓迫性骨折症狀）**
和作用在成骨細胞上、可增加骨密度的副甲狀腺荷爾蒙具有同樣的效果。由於是具強力藥效的藥物，通常用於已發生壓迫性骨折的狀況，例如特立帕肽注射液。每天自行注射。

b）硬化蛋白抑制劑（Sclerostin Inhibitor）
硬化蛋白是一種因老化或停經而增加分泌、阻礙成骨細胞作用的醣蛋白，這種藥物可以抑制硬化蛋白作用，強化骨骼，例如羅莫單抗注射劑等。每月一次皮下注射。

③補充足夠的營養素

a）活性維生素 D3 製劑
b）維生素 K2 藥物

6 依賴高價藥品很危險！

二〇一九年二月，「羅莫單抗」（Romosozumab）單株抗體抑制劑納入了日本健康保險適用項目。當人體內一種叫做硬化蛋白（Sclerostin）的醣蛋白分泌過多，會阻斷成骨細胞作用，而羅莫單抗這種抗體藥物可以抑制硬化蛋白的活性，讓成骨細胞在不受干擾的情況下持續造骨。

但令人頭痛的是，這種藥物非常貴，注射一次（一支注射器）就要價兩萬四千七百二十日圓（截至二〇二〇年四月）。如果以每個月注射兩次，統計一年下來總計二十四次僅一般皮下注射的費用，就高達五十九萬三千兩百八十日圓。

不過，對於保險費自付額一成的七十五歲以上患者而言，每個月只須負擔四千九百四十四日圓（一年五萬九千三百二十八日圓），他們可能會想：「畢竟能預防骨折，貴一點也是沒辦法的事。」於是剩下的五十三萬三千九百五十二日圓藥費，就得從各位所支付的健保費與稅金來支出。也就是說，幾乎全額由各位國民共同負擔。

光是開發一種新藥，研發費用至少也需要上百億日圓。為了回收這筆驚人的研發費用，新藥的藥價（健保支付的藥價）在一開始會訂得比較高，之後才會慢慢下修金額。然而，隨著發售十年後專利權相繼到期，便宜的學名藥（非專利藥）如雨後春筍上市，製藥公司在新藥的研發成本上又會逐年攀升。

所以，製藥公司為了追求昂貴的藥價，接連開發出骨質疏鬆症的新藥。而整個國家僅僅在這些高價藥物的花費上，國民醫療費用就已經超越四十兆日圓，支出愈來愈龐大。再這樣下去，日本的保險制度將走向崩壞，淪為像美國一樣只能服務有錢人的醫療體系。

為了避免這種結果，我認為每個人都應該採行符合各年齡層的骨質疏鬆症預防對策，同時盡量避免依賴這些高價藥品，才是真正的預防之道。

7 針對骨質疏鬆症引起壓迫性骨折的治療藥物

但是，如果發生骨質疏鬆症引起的脊椎壓迫性骨折，只靠簡單護腰操或食療也很難舒緩疼痛。因此當**出現壓迫性骨折，就必須進行注射治療**（圖5－8）。

在預防壓迫性骨折導致的腰痛的預防藥物中，有一種是第①項中具有抑制骨頭被破壞作用的「抑鈣素」（圖5－7）。抑鈣素可以抑制部分存在於破骨細胞內的「抑鈣素受體」，增加骨密度。

而且，抑鈣素有止痛的效果，因此也廣泛應用於因骨質疏鬆症造成骨折所引發的後背痛與腰痛。代表性藥物為「依降鈣素」（通用名），每週注射一至兩回，常見副作用是蕁麻疹和顏面潮紅。

還有一種是第②項列出的「副甲狀腺荷爾蒙藥物」（圖5－7），可以舒緩伴隨骨質疏鬆症造成壓迫性骨折而來的腰痛。這種副甲狀腺分泌的荷爾蒙，可以促進成骨細胞活躍作用。這是一種與人體內副甲狀腺荷爾蒙具有同樣效果的藥物，可以作用在成骨細胞上，增加骨質密度。

由於是具強力藥效的藥物，約可在七天內舒緩壓迫性骨折後引發的劇痛，也經常用在治療慢性腰痛的一個月療程中。這種藥可以每天自行注射，也可以每週回診醫療院所接受注射。

副甲狀腺荷爾蒙藥物中，符合保險給付項目的有「特立帕肽注射液」（截至二〇二〇年四月）。但副甲狀腺荷爾蒙會提高血液中的鈣濃度及尿酸濃度，高血鈣症與痛風患者切記不可使用。

一發現脊椎壓迫性骨折，並且感到疼痛時，請務必使用這些藥物進行治療。

圖 5 － 8　治療壓迫性骨折的注射藥物

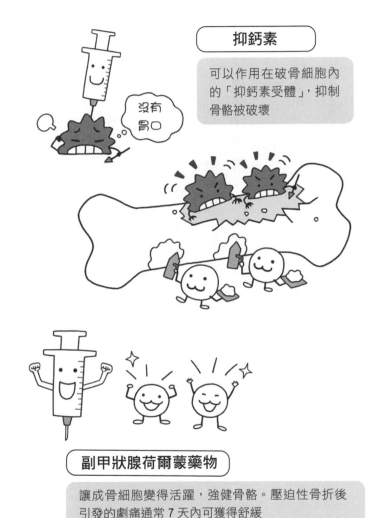

抑鈣素

可以作用在破骨細胞內的「抑鈣素受體」，抑制骨骼被破壞

副甲狀腺荷爾蒙藥物

讓成骨細胞變得活躍，強健骨骼。壓迫性骨折後引發的劇痛通常 7 天內可獲得舒緩

8 防止骨質疏鬆症與肌少症同時併發！

我們常會聽到骨質疏鬆症患者這麼說：

「走起路來，腰會變得愈來愈駝，到頭來痛到走不動。」

「剛開始沒感覺，可只要一久站，腰背就會慢慢痛起來。」

換言之，雖然壓迫性骨折會導致彎腰駝背，但當事人一開始並不覺得腰痛，**往往是在走路或久站後才慢慢疼痛起來**。為什麼明明都已經彎腰駝背了，初期卻不會覺得疼痛呢？

其實骨質疏鬆症和「肌少症」這種手臂、腿部等處肌肉流失的疾病，有著密不可分的關係。肌肉剛開始流失、變得鬆弛時，起初沒什麼感覺，但等到身體開始疲憊，很快就會感受到疼痛不適。

根據一項針對二百六十名從未發生壓迫性骨折的骨質疏鬆症患者的研究指出，比較

圖5－9　手臂或腿部肌肉流失（肌少症）導致脊椎彎曲的原因

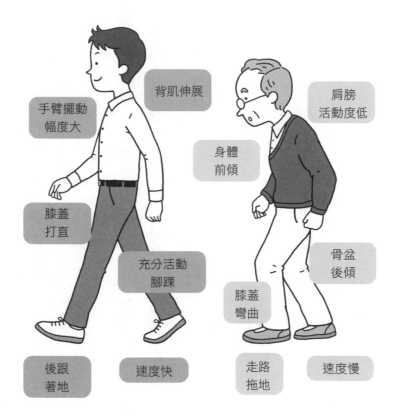

這些患者的脊椎排列之後，超過七成患者出現脊椎彎曲的現象[14]。此外，一項針對五百九十名已停經芬蘭婦女的調查也顯示，相比於未被診斷出肌少症的女性，被診斷出肌少症的女性患有骨質疏鬆症的比例達到十三倍之多[15]。

為什麼肌肉流失或肌力衰退，容易導致脊椎彎曲和駝背呢？這是因為**腿部肌肉流失之後，走路時一屈起膝蓋，骨盆就會後傾。此時身體為了取得平衡，脊椎會彎曲前傾呈現駝背的姿態**。

而當手臂肌力衰退，走路時的肩膀活動度（手臂擺動）也會變低，導致背肌無法伸展。如果再加上骨質疏鬆症引起的壓迫性骨折，脊椎會變得更彎曲（圖5－9）。

還有一個骨質疏鬆症容易與肌少症同時併發的原因，就是負責促進骨骼吸收鈣質的維生素D，也有增強肌肉的功效。實務研究上也是如此，即便讓一隻缺乏維生素D的老鼠進行肌力練習，肌力也不會因此回復。根據這項研究可知，因老化而導致維生素D缺乏之時，不只是骨質疏鬆症，還是會同時併發肌少症[15]。

此外，彎腰駝背走路會壓迫腸胃，容易導致「胃食道逆流」，進而頻繁出現食道灼熱與火燒心的症狀。與此同時，也會壓迫到肺部，可能引起慢性咳嗽與氣喘等症狀。久而久之，各種臟器都會受到影響。

就像這樣，由骨質疏鬆症引起的脊椎壓迫性骨折，除了令人感到疼痛不適，也可能引發各式各樣的疾病。所以我希望各位要理解到，為了避免變得彎腰駝背，必須趁年輕時就努力預防骨質疏鬆症，同時鍛練肌力。

骨質疏鬆症乍看只是骨骼的疾病，其實也是肌肉的疾病。相較於一般人，骨質疏鬆症患者要更加努力避免背部肌肉衰退。因此不妨從患病初期開始，利用本書第二章介紹到的蹲式廁所護腰操與麥肯基醫療體操，進行簡單的肌力練習。

第五章 重點整理

- 骨質疏鬆症導致的脊椎壓迫性骨折，是劇烈腰痛與生活失能的原因。
- 兒童可以透過跳繩等「跳躍運動」來強化骨骼。
- 停經前後的中年婦女可以做「核心練習」，鍛練能穩定脊椎的肌群。
- 「納豆」能預防骨質疏鬆症引起的骨折。不愛吃納豆的人也可以改吃菠菜。
- 不吃昂貴的「骨質疏鬆症治療藥物」也沒問題，每天的日常生活中都能預防骨質疏鬆症。

專欄 5

過量攝取異黃酮，是經期不順的主要原因

我們在前面說過，大豆異黃酮富含於以納豆為首的大豆製品中。或許有人會問：「既然這樣，直接服用大豆萃取物這種保健品不是更快嗎？」

但是有研究指出，健康的成年女性在三次月經週期間服用大豆萃取物，然後比較前後的月經週期，結果發現，服用後比服用前的月經週期平均多出四・八天[16]。

當女性大量攝取這些營養保健品中含有的大豆異黃酮，與女性荷爾蒙結構相似的異黃酮，反而會對月經週期造成極大的影響。如果持續大量攝取，還可能提高罹患癌症的風險。因此，**女性與其突然大量攝取這種大豆萃取物，不如多吃納豆或其他天然食物，自然地攝取營養會更令人放心。**

参考文献

1 〈整形・災害外科〉63: 129-134, 堀井千彬等人，二〇二〇年。
2 〈Osteoporos Int.〉15: 38-42, Johnell O, et al, 二〇〇四.
3 〈JAMA.〉285: 320-323, Lindsay R, et al, 二〇〇一.
4 〈J Bone Miner Res.〉12: 1480-1485, Umemura Y, et al, 一九九七年.
5 〈Osteoporos Int.〉11: 1010-1017, Heinonen A, et al, 二〇〇〇年.
6 〈J Appl Physiol.〉100: 839-843, Kato T, et al, 二〇〇六.
7 昭和医学会雑誌 62: 178-187, 豬口清一郎等人，二〇〇二年。
8 〈J Bone Miner Metab.〉28: 251-267, Martyn-St James M, et al, 二〇二〇年.
9 〈Bone.〉30: 836-841, Sinaki M, et al, 二〇〇二年.
10 日本養・食糧学会誌 72: 71-77, 石見佳子，二〇一九年。
11 〈Eur J Epidemiol.〉23: 219-225, Yaegashi Y, et al, 二〇〇八年.
12 〈慢性疼痛〉36: 137-139, 木村嘉之等人，二〇一七年。
13 《別冊 NHK きょうの健康 シニアの骨折しょう症・圧迫骨折を防ぐ！》，宗圓聰（監修），ＮＨＫ出版，二〇一九年。
14 〈整形・災害外科〉63: 195-202, 宮城正行等人，二〇二〇年。
15 〈Maturitas.〉75: 175-180, Sjöblom S, et al，二〇二〇年。
16 杏林医学会雑誌 50: 125-130, 小原映等人，二〇一九年。

第六章

日常生活中也能做！預防腰痛的自我照護

1 睡覺時、起床時須要注意的事

要預防腰痛，必須非常注意日常生活中的動作。尤其是**「就寢時」「起床時」「提重物時」「坐下時」**的動作。這些動作都和腰痛的發生與惡化，有著密不可分的關係。而且依腰痛症狀不同，使用「護腰」或「步行輔助車」也是不錯的選擇。因此在這一章，我會向各位介紹平日在預防腰痛上的自我照護方法。

首先是如何選擇床墊。

當我們從跪坐時起身或是持續維持微微彎腰的姿勢，很容易形成腰痛。因此**在購買床墊時，應該要挑選不會讓脊椎因陷入床墊變得彎曲，具有足夠彈性與支撐力的款式**（圖6－1）。

圖6－1 日常生活的注意事項①

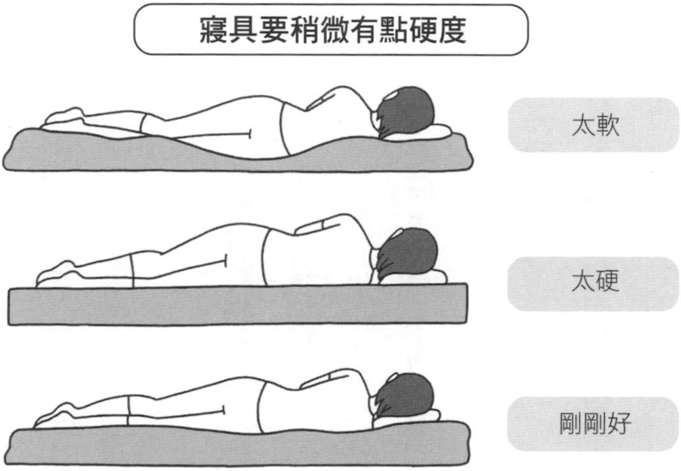

若床墊太硬，反而會刺激腰部，加劇疼痛。因此腰痛較嚴重的患者，不妨直接前往寢具或家具專賣店，現場實際測試，然後選出自己躺過後覺得軟硬適中的床墊。

再來是睡覺的姿勢。

腰痛時如果仰躺，會增加腰背負擔，患部也會變得更痛。這時可以**微微撐起上半身，同時讓髖關節與膝關節呈現輕微彎曲的姿勢**。這樣調整之後，仰躺起來也會變得很輕鬆。這種姿勢又叫做「半坐臥位[1]」（semi-fowler's position，圖

6－2）。

若在家中，可以使用枕頭或靠墊來調整姿勢。如果有居家照護床，請**將上半身升高二十～三十度，膝下則稍微抬起**。腰痛發作時，則建議側躺睡。這時可以**在後背墊個枕頭，雙腿間也夾個枕頭，同時使用抱枕，這種睡姿可以舒緩腰痛**。

另外，**腰痛的人不要在意睡相不好**。如果睡覺時幾乎不翻身、都維持在同一個位置或姿勢，很容易「閃到腰」（腰扭傷）。

閃到腰或腰扭傷，經常發生在清晨剛起床，或是在洗臉臺前正準備彎腰洗臉的時候。這是因為晚上睡覺時，幾乎不會活動到骨盆四周的肌肉，以至於肌肉變得緊繃僵硬。在這種狀態下俯身彎腰，因骨盆不會移動，脊椎反而得承受更大的負擔，因而導致腰扭傷（參照第三章第二節）。

所以**如果半夜醒來，不妨翻個身，稍微活動一下骨盆附近的肌肉**。至於睡覺時經常翻身的人，我推薦嘗試前面提到的側躺式半坐臥位，然後抱著枕頭睡覺（圖6－2）。

圖6－2　日常生活的注意事項②

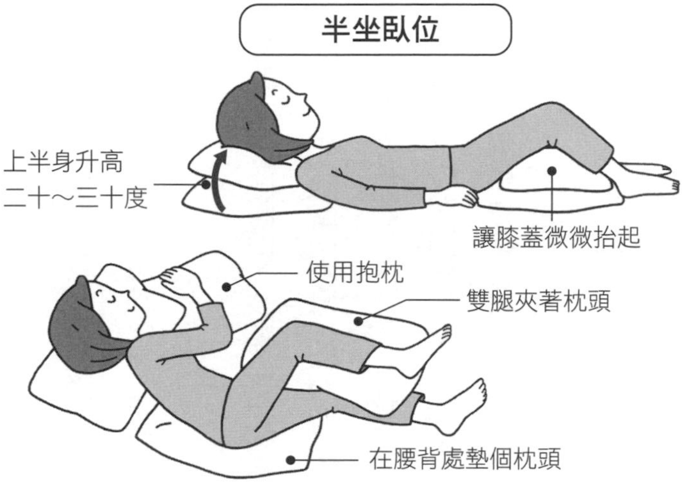
半坐臥位
上半身升高
二十～三十度
讓膝蓋微微抬起
使用抱枕
雙腿夾著枕頭
在腰背處墊個枕頭

順帶一提，孕婦也經常會腰痛。根據一項研究指出，孕婦肚子裡寶寶的重量不只會對腰造成很大的負擔，也同時妨礙了孕婦翻身[2]。睡覺時翻身與腰痛之間存在密切的關係。

此外，從科學上來看，人在睡眠中在翻身時，正處於快速動眼期的睡眠階段（rapid eye movement，REM）。人的深層睡眠「非快速動眼期」（non-rapid eye movement，NREM，約九十分鐘），會與淺層睡眠「快速動眼期」（約九十分鐘）像波形一樣，在人們熟睡時反覆出現。雖然每個人多多少少還是會有差異，但一般成年人只要在這兩種階段交替四次（約六小時），就可以一夜好眠。

讓大腦獲得充分的休息也是改善腰痛的一大關鍵。這是因為當大腦放鬆，會釋放出一種內因性的類鴉片物質，這種物質也被稱做「天然的止痛劑」（參照第二章第五節）。

所以，腰痛的人在就寢前，請務必做好熟睡的準備：晚上不要喝咖啡或茶等含咖啡因的飲品；入睡前一小時調暗寢室的照明；上床後不要盯著手機或電視等會發光的物品，這些都是可以讓各位酣然入睡的小技巧。

到了早上，請盡可能在同樣的時間醒來，並且充分沐浴在早晨的陽光下。這麼做可以讓體內在晚上分泌褪黑激素這種睡眠物質，幫助入睡。休假時當然可以稍微賴床，但請控制在一小時內。

圖 6 － 3　腰痛時的起床方式

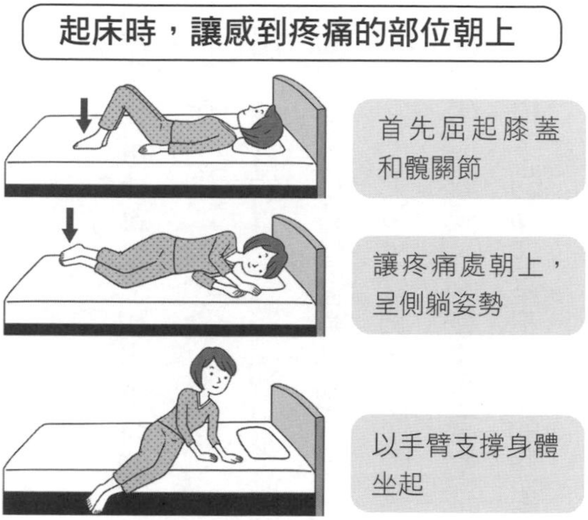
起床時，讓感到疼痛的部位朝上
首先屈起膝蓋和髖關節
讓疼痛處朝上，呈側躺姿勢
以手臂支撐身體坐起

起床方式也必須特別注意。

如果一早醒來時覺得腰背變得更痛了，請在從床上起身時，**先屈起膝蓋和髖關節，然後將疼痛處朝上側躺，以這個姿勢用手臂支撐身體緩緩坐起**（圖 6 － 3）。

躺下時則相反，讓疼痛處朝上，屈起膝蓋和髖關節後側躺，然後才慢慢翻身仰臥。

2 坐下時、起身時的小技巧

腰痛的人也要非常注意椅子和坐下時的姿勢。關於長時間久坐不動容易導致腰痛的原因，我在第一章第三節已經和各位分享過了。

有研究指出，適當的桌子高度約是身高的二分之一，椅子高度約是身高的三分之一，然後讓椅面傾斜，這時骨盆會稍微前傾，比較不容易引發腰痛[3]。因此在公司或其他辦公場所時，若可以，不妨自行調節桌椅高度，再開始工作。

須要長時間久坐的時候，請**留意不要變成駝背的姿勢，並隨時伸展背部肌肉**。但是尤其要注意，**避免椅子的靠背呈不正確的傾斜角度**，建議靠背和椅面之間約一百一十度就好。

與此同時，為了避免腰痛持續惡化，必須讓腰椎保持前彎（朝前方彎曲）。**可以在椅背前放上靠枕，感覺後背有被輕輕壓迫即可，這樣就能讓腰椎保持在前彎的狀態**（圖

6－4）。

在日常生活中還須特別注意一種動作，那就是提重物。當體重七十公斤的人要提起二十公斤重的桶子，膝蓋和髖關節會保持拉伸、只有脊椎彎曲，這時脊椎的負擔將高達五百三十公斤。

但是只要膝蓋和髖關節稍微屈起，骨盆也會前傾，就會和脊椎的活動變得較為協調，這時脊椎的負擔會降低到四百零五公斤。所以各位須要提重物的時候，請記得先屈起膝蓋和髖關節（圖6－4）。

接著，**在提起重物以及從椅子上站起來的瞬間，使力的那一刻，請同時喊出「嘿咻！」或「嘿喲！」這類給自己打氣的口號**。

也許有人會說：「都這把年紀了還在那邊吆喝，實在太丟臉了。」事實上，科學上已經證明，在站起來時喊出「嘿咻！」或「嘿喲！」這類打氣聲，的確可以減輕腰背的負擔(4)。

以前有一項實驗是，在健康成年男性的「背肌」「大腿外側」「小腿肚」上貼上電極，以透過肌肉收縮時會產生電流的機制，來計測這三個部位肌肉的活動狀態。

接著讓受試者從坐姿起身，比較起身時有喊出打氣聲以及沒喊出打氣聲，兩者之間電流的流動方式有何差異。

結果顯示，站起身時沒喊出聲音的受試者，「背肌」會率先收縮，過了一會，「大腿外側」與「小腿肚」的肌肉才有動靜。也就是說，起身的瞬間，負擔全都集中在腰部。

相較之下，**站起身時喊出打氣聲的受試者，從「背肌」「大腿外側」到「小腿肚」這三處肌肉幾乎是同時收縮的。也就是說，受試者起身的瞬間，三個部位的肌肉協力合作，分擔了腰部的負重。**

這就像在拔河的時候，各位會隨著「嘿喲」的打氣聲繃緊全身，用力拉動繩子。我們在這裡說的打氣聲，之所以能夠讓不同部位的肌肉同時收縮，就是出於這個原理。

圖6－4　坐下時的注意事項

坐下時，稍微壓迫後背

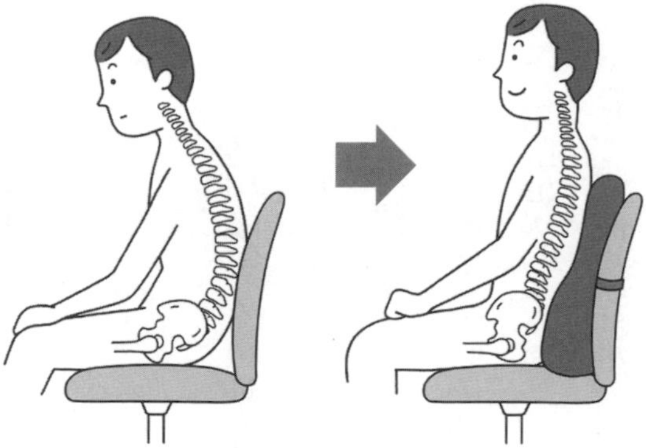

可以在椅背上放靠墊，稍微壓迫腰背，保持脊椎前彎

提重物時，利用骨盆的活動

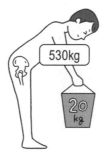

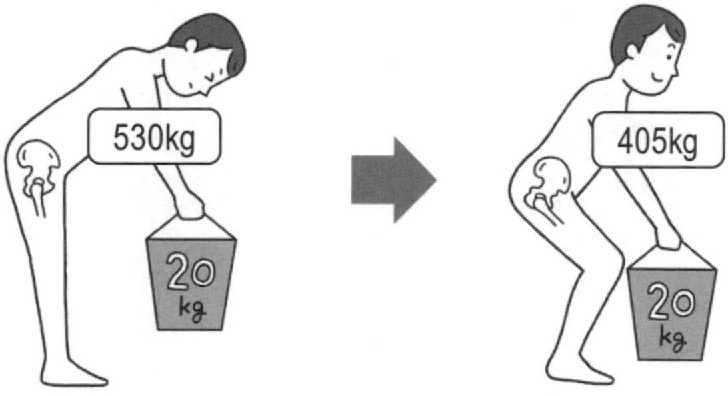

僅彎曲脊椎提起20公斤的桶子時，脊椎須承受達530公斤的重量

讓骨盆前傾提起重物，腰背的負重減少到405公斤

3 正確使用「護腰」來矯正姿勢

很多腰痛的人都會使用護腰，這種「矯正姿勢的護腰（醫療用護腰帶）」藉由對腹部加壓來支撐腰部，分擔腰部所承受的重量。

過去一般的護腰，在穿戴上會先固定較粗的背帶，然後在較粗的背帶上再固定輔助的小背帶。但是這麼一來，反倒讓腹部加壓的力道過強，導致脊椎從中後背突出呈「後彎」的狀態，也就是我們常說的「駝背」（圖6－5）。

我通常會建議患者，**一樣將較粗的背帶在前面固定，但是改將粗背帶上的輔助小背帶往後綁，透過壓迫後背的力量使脊椎前彎，姿勢會變得更好**(5)。

圖6－5　**輔助背帶往後綁的效果**

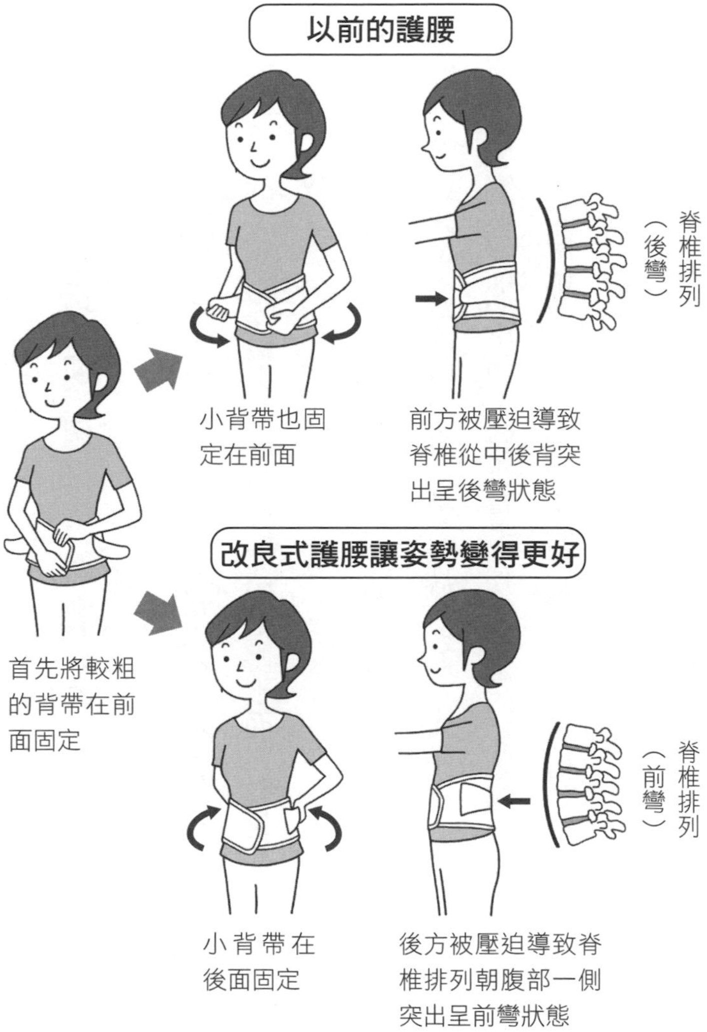
以前的護腰
小背帶也固定在前面
前方被壓迫導致脊椎從中後背突出呈後彎狀態
脊椎排列（後彎）
改良式護腰讓姿勢變得更好
首先將較粗的背帶在前面固定
小背帶在後面固定
後方被壓迫導致脊椎排列朝腹部一側突出呈前彎狀態
脊椎排列（前彎）

這種「矯正姿勢的護腰（醫療用護腰帶）」，是委託輔具廠商竹虎株式會社（總公司在橫濱）製造生產[6]。為了確認這種護腰的效果，我曾在一百四十三名長期腰痛的非特異性腰痛症患者協助下，進行一項為期三個月以上的調查研究[7]。

首先調查的是這種護腰**對脊椎排列的效果**。為了確認脊椎的前彎程度，我會讓患者坐下，透過從側面進行的X光影像檢查，測定影像中椎體平面與薦骨基底平面形成的「薦骨傾斜角[8]」。

然後最後會拍出「沒有穿戴護腰的坐姿」「小背帶往後固定的穿戴護腰坐姿」「小背帶和以前一樣在前面固定的穿戴護腰坐姿」這三種側面的X光影像。

結果顯示，對比穿戴護腰前的影像，將小背帶往後固定的穿戴護腰影像中，薦骨傾斜角平均多出三・八度。而像以前那樣穿戴護腰的影像中，薦骨傾斜角則是少了二・六度（圖6－6）。也就是說，**將小背帶往後固定的穿戴護腰方式，可以提高腰椎的前彎程度，有助維持正確的姿勢**。

圖6－6　穿戴護腰前後，脊椎排列的變化與測量方法

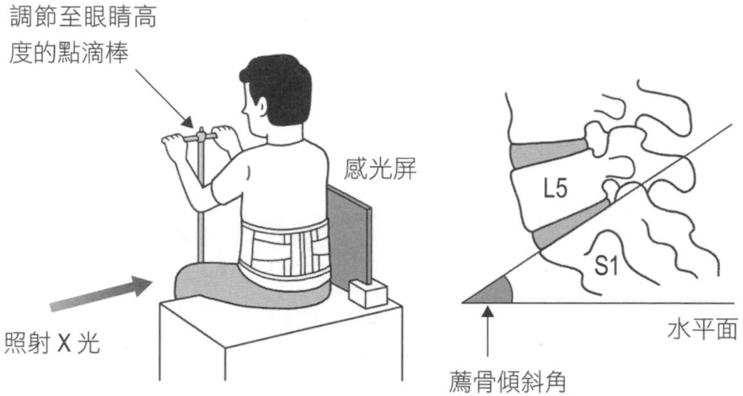

圖6－7　穿戴護腰前後，脊椎排列的變化與測量方法

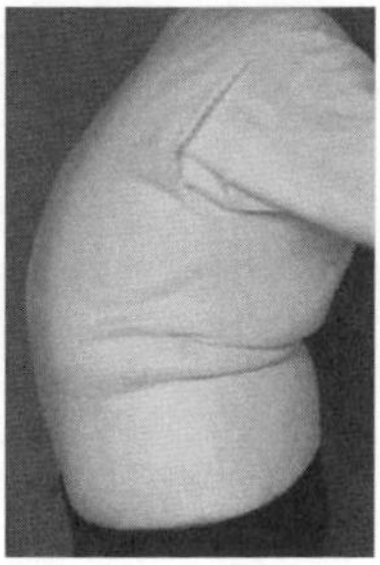

脊椎的彎曲狀態

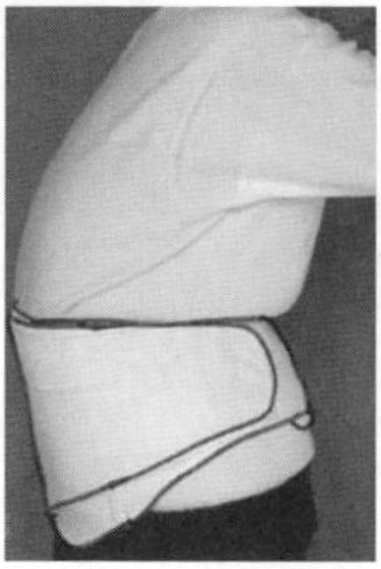

以前穿戴護腰的方式，會讓前方產生壓迫，導致椎骨往後背突出

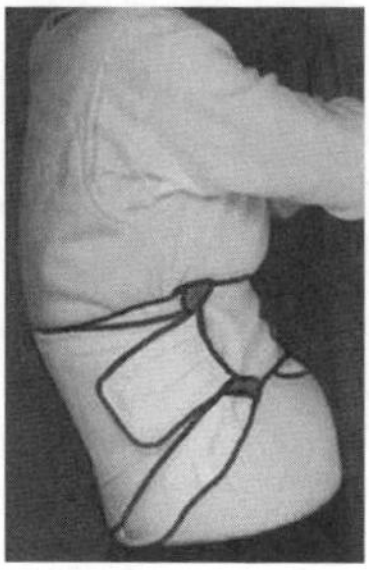

將小背帶後扣的穿戴護腰方式，因為加壓的位置變成後背，脊椎的彎曲狀態反倒比以前的穿戴方式帶來更好的效果

一旦骨質疏鬆症造成的脊椎壓迫性骨折開始惡化，脊椎會拱起形成駝背，身高也會變矮。要是再用以前那種穿戴護腰的方式，只會讓已經彎曲的脊椎更受壓迫。

另一方面，**將小背帶後扣的穿戴護腰方式，因為對後背產生壓迫，反倒可以改善脊椎後彎的現象**。前述的穿戴方法，自然也適用於因骨質疏鬆症而容易產生壓迫性骨折的銀髮族（圖6－7）。

各位可以在戸田實證醫療有限公司的網站上(9)，申請購買這種「矯正姿勢的護腰」（後扣式護腰帶），或是自己動手做。

請先準備一條經醫療用的舊款護腰、毛巾材質的棉布、服裝輔料的黏扣帶。

圖6－8　後扣式護腰帶的 DIY 方法

1 將舊款護腰的輔助小背帶從中間剪開

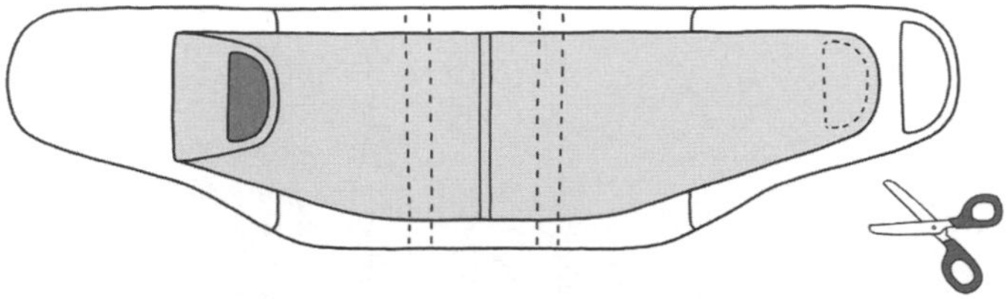

2 將小背帶翻面，以黏扣帶固定在外側，然後縫在大背帶的前端

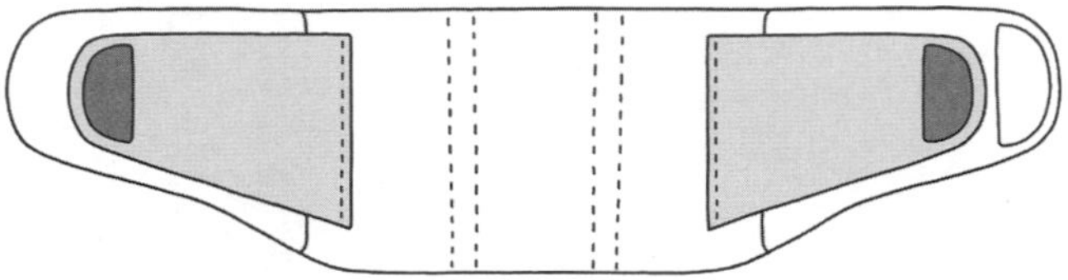

3 把黏扣帶縫在毛巾材質的棉布上，再縫上背部位置的中央處

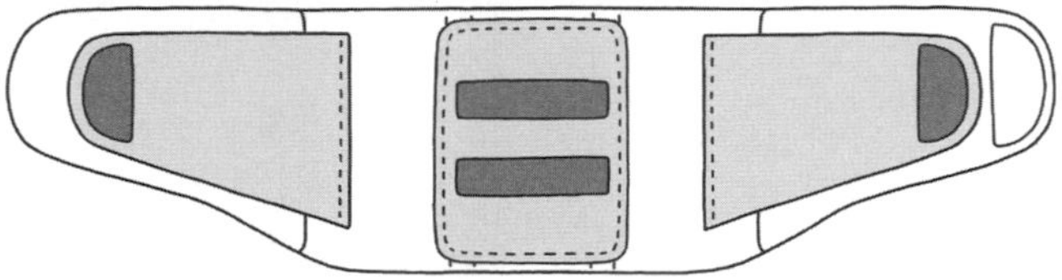

後扣式護腰帶的改造過程如下（圖6－8）：

①將舊款護腰的輔助小背帶從中間剪開。

②將小背帶翻面，以黏扣帶固定在外側，然後縫在大背帶的前端。

③把黏扣帶縫在毛巾材質的棉布上，再縫上背部位置的中央處。

穿戴護腰時，將大背帶在腹部前方固定之後，再將小背帶往後拉，讓小背帶前端的扣帶與毛巾材質棉布上的扣帶黏貼固定。

在棉布縫上扣帶時，別忘了挑選與小背帶上扣帶一致的款式。雖然也可以將小背帶的扣帶直接黏在棉布上，但因為黏附力較弱，最好還是另外將扣帶縫在棉布上。

舊款護腰還有一個缺點，就是長度比較短，如此一來就沒辦法完整保護或矯正整個脊椎（第一腰椎到第五腰椎）。

但像是變形性腰椎症（參照第一章第十一節），是因為脊椎的平衡出現異常而引發疼痛的疾病，這時完整保護並矯正整個脊椎就變得非常重要。所以**變形性腰椎症患者在穿戴護腰時，必須使用可以完整保護並矯正整個脊椎（第一腰椎到第五腰椎）的長版護腰**（圖6－9）。

這種長版護腰又叫做「長版矯正背心」。不過，長版護腰也有缺點，就是會造成日常生活中活動不便。因此可以在疼痛感較強烈時短暫（睡覺時間之外）穿戴，穿戴為期一週即可。

4 疼痛惡化時，換醫療級護腰登場

我自己開發設計的長版護腰，也是委由竹虎株式會社製造生產，二〇二〇年一月正式問世。

為了實證這款護腰的效果，我找來二〇二〇年一月之前就曾因變形性腰椎症前來求診的二十二名患者，這些患者都因為突如其來的強烈疼痛而引發生活不便。我請他們穿戴「在前方固定的舊款護腰」一週。

另一組則是從二〇二〇年一月之後，因變形性腰椎症疼痛不已來到診所的二十二名患者。我請這些患者穿戴剛完成的長版護腰，然後和穿戴就款護腰的患者進行比較。

我在這群受試者穿戴護腰前後，都做了X光影像檢查，測量每一位患者的「柯布角」（Cobb's Angle，側向脊柱彎曲角度），也就是測量脊椎最上方傾斜椎體與最下方傾斜椎體的錯位角度。

結果顯示，舊款護腰的柯布角平均只矯正〇・二度，長版護腰則平均矯正達一・九度。下一頁就是其中效果最顯著的患者的X光影像（圖6－10）。

圖6－9　長版護腰的特徵

舊款護腰　高度只落在腰部一帶

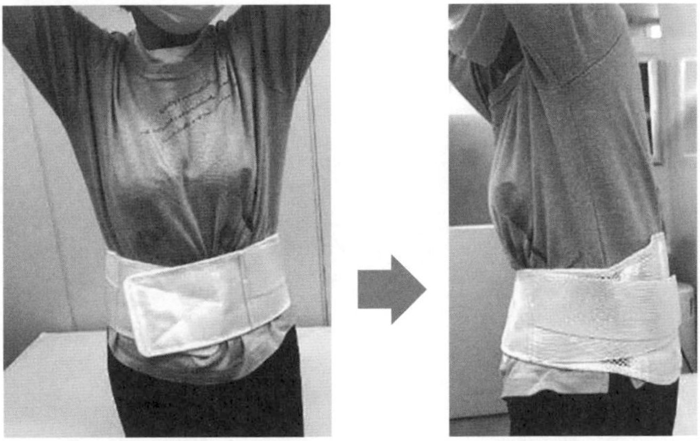

長版護腰　高度從第一腰椎到第五腰椎

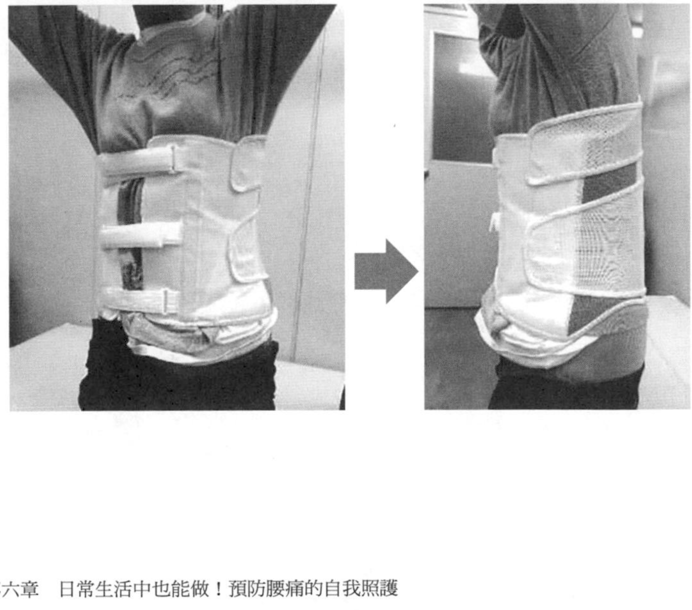

我也同時使用羅蘭・摩里斯腰痛指數問卷（參照第六十八頁），進一步調查受試者在穿戴一週前後的摩里斯改善率。穿戴舊款護腰患者的改善率平均為十九・六％，穿戴長版護腰患者則平均改善達四十六・七％。

由此可知，**完整保護第一腰椎到第五腰椎的長版護腰，可以有效緩解惱人的腰痛。**

圖 6 － 10　使用長版護腰改善柯布角

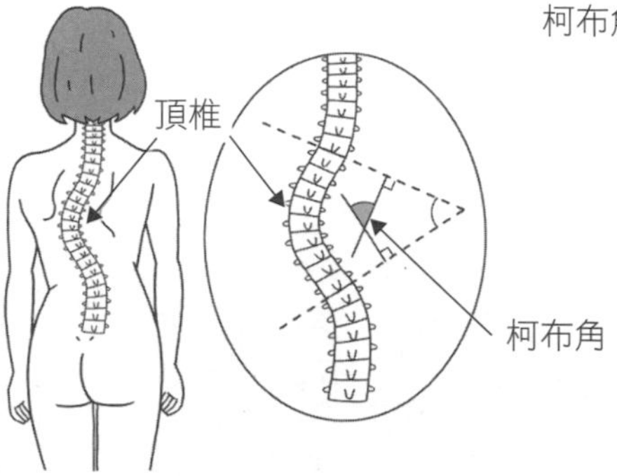

柯布角……側彎脊椎中最上方的傾斜椎體與最下方傾斜椎體的錯位角度

穿戴長版護腰後，柯布角從 17.5 度減少至 12.2 度，總共減少 5.3 度

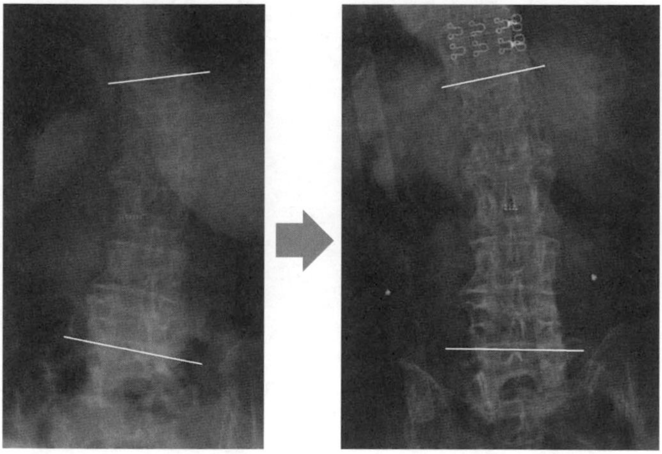

5 DIY自製長版護腰

我們也可以將原本使用的護腰升級，自己DIY製作長版護腰來取代舊款護腰。

大阪府富田林市宮田醫院的院長宮田重樹先生，讓發病一週內的五十四名急性腰痛患者，穿戴由兩個舊款護腰製成的加強版（長版）護腰，然後密切觀察患者狀況。結果顯示，穿戴前疼痛項目平均達到十項的患者，穿戴一天後降至三・一項。五十四名患者當中，就有五十一人（九十四％）減少五個項目[10]（五十％）。

DIY自製長版護腰之前，請先前往藥局購買「纏腹帶」和「骨盆帶」各兩條。記得挑選附有兩條背帶的護腰，一條是大背帶，一條是環繞大背帶的輔助背帶。

而且買骨盆帶時，務必選擇比纏腹帶大一號的尺寸。例如纏腹帶買S號的人，骨盆帶要買M號。

圖 6－11　DIY 自製長版護腰①

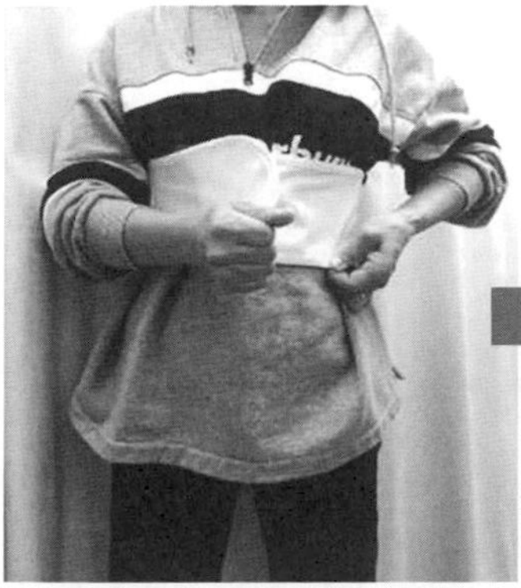

1 將「纏在腹部的護腰」中較大的那條，沿著側腹上緣、胸骨下方（下胸圍）把腹部包起來

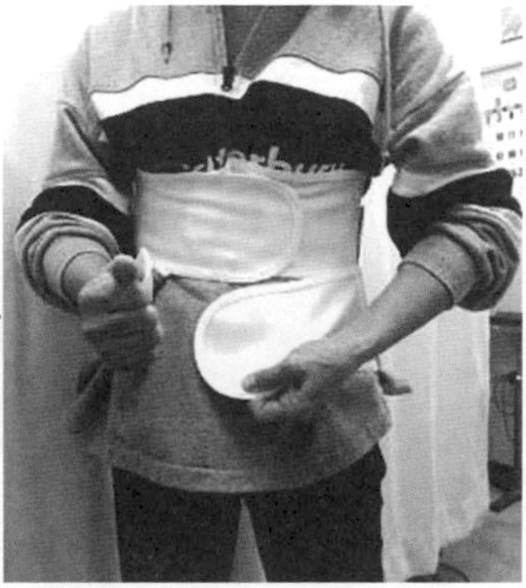

2 將「纏在骨盆的護腰」中較大的那條，沿著側腹下緣到肚臍下方五公分處包起來

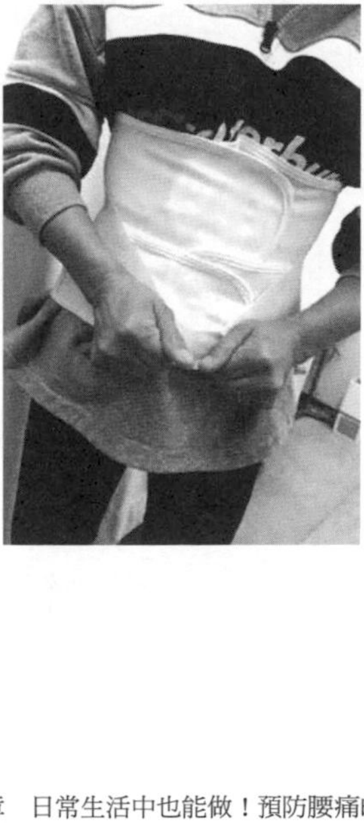

3 在盡可能不移動兩條護腰的情況下，將「纏在腹部的護腰」中的輔助帶從上方斜拉至下方，然後在「纏在骨盆的護腰」上固定

護腰的售價各有不同，也可以利用醫療院所提供的護腰。

長版護腰的重點是要保護整個脊椎（第一腰椎到第五腰椎），所以完整包覆非常重要。首先，將纏在腹部的護腰中較大那條帶子的上緣，沿著胸骨下方（下胸圍）纏繞；再將骨盆帶中較大的帶子下緣，從肚臍下五公分處纏繞；然後不要移動兩條護腰，將纏腹護腰的輔助帶由上往下斜拉，並在骨盆帶中較大的帶子上固定住（圖6－11）。

接著，將骨盆帶的輔助帶由下方往上斜拉，在纏腹帶較大的帶子上固定。從側面看，纏腹帶的輔助帶與骨盆帶的輔助帶呈現十字交叉（圖6－12）。

但自製長版護腰的缺點就是容易滑動，脫離原本的位置。這一點也請列入考量。

圖 6 － 11　DIY 自製長版護腰②

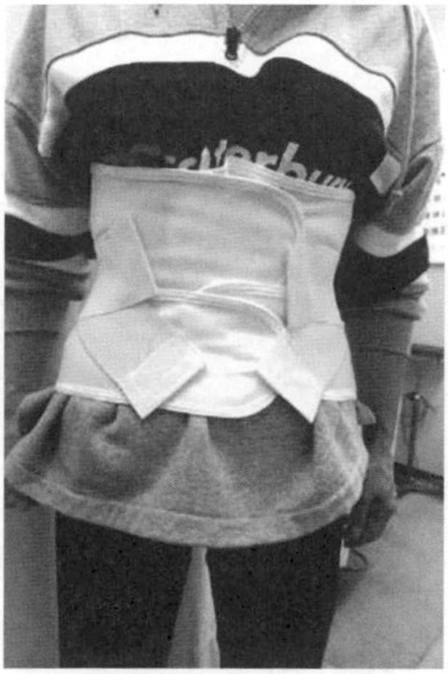

4 將「纏在骨盆的護腰」輔助帶從下方斜拉向上，在「纏在腹部的護腰」中較大的帶子上固定

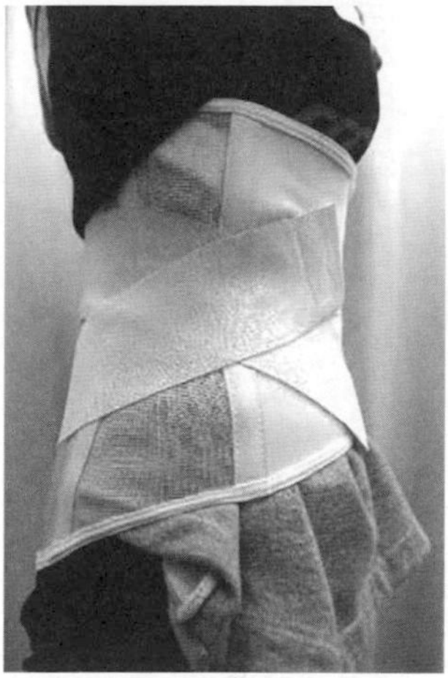

5 從側面看，「纏在骨盆的護腰」輔助帶與「纏在腹部的護腰」的輔助帶呈現十字交叉，將兩條護腰固定住

6 充分利用步行輔助車與助步車

對於腰部脊柱管狹窄症患者，我建議可以使用步行輔具中的「步行輔助車」。這是因為**使用「步行輔助車」，可以有效緩解走路時腰腿的負擔與不適症狀**。

步行輔助車是日本發明的一種步行輔具，輔助的對象是雖能獨力行走、卻在採買提重物或長距離步行上有困難的高齡者[11]。最初的構想是早年人們帶孩子時，會使用嬰兒車順便放置物品，這種形狀方正的車子便適合高齡者出外徒步採買。

我們在第一章（參照第五十三頁）介紹過，腰部脊柱管狹窄症患者只要走一小段路，腰腿就會感到無力，如果沒有反覆停下來休息，就沒辦法繼續走路。但是**當患者使用這種步行輔助車，在推動車子時會因為身體前傾，讓有神經通過的脊椎管自然擴張，因而減緩了對神經的壓迫，同時舒緩腰腿的麻木無力感**（圖6－13）。

圖 6 － 13　步行輔助車與助步車

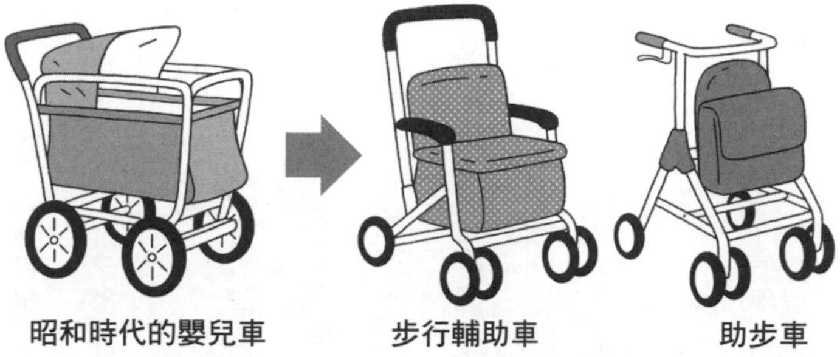

助步車的扶桿環繞身體兩側。步行輔助車無包圍身體的結構，而是以前方的扶手支撐身體

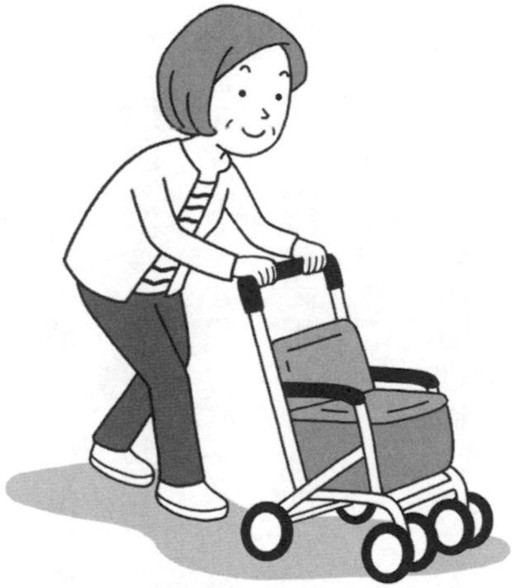

推動步行輔助車時，身體會自然前傾，可以預防脊柱管狹窄症引起的間歇性跛行

步行輔助車上置放隨身行李、物品的地方，還可以當成椅子坐下來休息。走一走覺得腰腿開始無力的時候，就能坐下來休息，非常方便。想必也有人會覺得難為情，忍不住產生「推著這種車走路太丟臉了」這樣的想法吧。可是為了不讓症狀惡化，請多多使用這種輔助車吧(12)。

在步行輔具當中，也有所謂的「助步車」。助步車則是更進一步**提供給獨力行走有困難的人的輔具**。扶桿從前方延伸至身體兩側，可以確實支撐使用者的體重。

相較之下，發想自昭和時代（一九二六～一九八九年）嬰兒車概念的步行輔助車，扶手處只有前方的橫桿，不同於助步車這種圍繞形式。因為使用步行輔助車的前提不是為了讓它支撐自己的體重，而是能藉由推動車子往前走（圖6－13）。所以步行輔助車適合「行走時提重物有困難的人」；助步車則適合「沒有支撐就無法行走的人」。

但步行輔助車不在日本長照保險給付的項目裡，必須全額自費（臺灣亦同）；另一方面，助步車則有列在日本的保險給付項目，可租借使用。

第六章
重點整理

- 睡覺時可以採「半坐臥位」，側躺後屈起膝蓋，稍微撐起上半身。
- 在椅背前放個「腰枕」，讓脊椎維持前彎，有助預防腰痛。
- 提重物或是從椅子上起身時，記得喊出「嘿咻！」「嘿喲！」的打氣口號。
- 針對駝背或側彎引發的腰痛，比起在腹部固定的護腰，「在後背固定的護腰」較佳。
- 使用「步行輔助車」可以緩解脊柱管狹窄症。

專欄 6

不盡快使用護腰，只是在浪費醫療費

當患者因為壓迫性骨折引發劇烈疼痛而前往醫療院所就診，通常會在醫師的指示下，由義肢裝具師針對患者身體穿戴部位進行取模，然後製作含金屬立柱的長版護腰。

只不過，從製作到完成須要耗時好幾個禮拜，等到要穿戴時，很可能早過了最疼痛的時期，甚至疼痛已經獲得了緩解。況且，壓迫性骨折往往在三個月後，疼痛感就慢慢消失，這時很容易會把才拿到的護腰棄置不用。

整體而言，我並不建議脊椎壓迫性骨折的患者取模製作長版護腰。

各位不妨在市售護腰的輔助下，度過腰痛危機。

參考文獻

1 《腰痛症》，醫齒藥出版，3版，第80頁坐臥位，Cailliet R（荻島秀男譯），一九九八年。
2 〈Osteoporos Int.〉15: 38-42, Rodacki CL, et al, 二〇〇四年.
3 MEDICAL REHABILITATION 98號：113-121, 大久保吏司等人，二〇〇八年。
4 〈理学療法学〉39: Suppl.2 697, 櫻井佳宏等人，二〇一二年。
5 〈骨科〉53: 235-239, 戸田佳孝等人，二〇〇二年。
6 竹虎株式會社官網 https://www.taketora-web.com/（二〇二〇年七月最後瀏覽）。
7 Toda Y: J Orthop Sci. 7: 644-649, 二〇〇二年。
8 〈J Spinal Disord.〉12: 131-137, Korovessis P, et al，一九九九年.
9 有限会社戸田メディカルエビデンスホームページ https://toda-medical.com/（二〇二〇年七月最後瀏覽）。
10 日本臨床骨科学会雑誌 37: 107-111, 宮田重樹，二〇一二年。
11 Biomechanism 學會誌 39: 121-126, 山下進等人，二〇一五年。
12 〈Modern Physician.〉31: 1076-1078, 橋爪洋等人，二〇一一年。

第七章

不用手術，非侵入性療法就能治！

1 找回腰背柔軟度，有效舒緩疼痛！

「比起私人診所，去設備齊全的大醫院就診比較好吧。」

「畢竟是拿人民稅金成立的公家醫院，不至於像私人診所那樣會收取額外費用來營利吧。」

應該不少人都這麼想吧。

然而在日本，包含大學醫院在內的國立、公立醫院，如今幾乎都已改制為獨立行政法人化*，實施企業化經營。也就是說，在面對來自國家及市町村有限的補助下，倘若醫院本身無法獲利，實在也經營不下去。因此，**雖然說起來很遺憾，但就算是國立、公立醫院，當中不少也會採行額外或費用高昂的治療項目**。

在此我也再次強調，不是每個人都有必要進行腰部手術。但像是會使用到螺釘和金屬線等固定工具的「脊椎鋼釘固定術」（Spinal instrumentation），可申報的醫療費用點數較高，（這麼說雖然不好）對於醫院的「業績」的確更有貢獻。或許基於這一點，也有一些經我診斷後「不須要」進行手術的患者，卻在大醫院動了腰部手術。

醫院寧願「過度醫療」，對患者執行手術，有著以下的理由。過去在日本醫學界與大眾媒體圈，掀起一股依每年執行困難手術件數多寡來評價該醫療機構可否實施高度醫療的風潮。而這樣的狂熱，也導致群馬大學向多名患者執行肝臟切除手術後患者統統死亡的悲劇。

二〇一四年十一月十四日，《讀賣新聞》率先揭露一則重大消息：「群馬大學附屬醫院執行腹腔鏡手術後八人死亡。高難度肝臟切除手術皆為同一醫師執刀(1)」。報導內容指出，國立群馬大學醫學院附屬醫院的外科部門，無視自家醫院在手術致死率（十二％）上比全國平均（四％）多出三倍以上，依舊堅持引進須搭配高度技術的腹腔鏡切肝手術。

＊譯註：日本已經修法並且正在著手進行改制；但臺灣將這種公家醫院視為某種特殊性質機構（保育性營造物），關於是否改制似乎還有爭議。

據稱，該名醫師具有「高度技能指導醫師」的資格。但在當時，日本國內還沒有取得這種資格的技術審查，只須要在一些文件中填寫手術件數、行醫年資等資訊、由指導醫師認定即可。於是便有患者信任這樣的頭銜，並願意接受手術。

「執行過許多困難手術的醫師」，如今出現對於這種令人眼睛一亮的資歷趨之若鶩的現象，我認為也和醫學院教授選考方式的變化有關。就像作家山崎豐子的小說《白色巨塔》中所描述，醫院內部的選舉人也包含其他科別的教授(2)。

不過近來日本醫學院內部，在任命領導經營大學的理事長時，慢慢吹起一股不囿於學閥（學術門閥，出身同一院校或隸屬相近學術圈的派別意識），更傾向於任命臨床技術優秀的醫師為教授的風氣。尤其是在經營嚴峻的私立大學，這種情況更是明顯。

湘南鎌倉綜合醫院代理院長、腎臟病綜合醫療中心長小林修三先生，就曾在著作《錯誤百出的醫院選擇》（暫譯。間違いだらけの病院選び，PHP研究所）中，直指「總的來說，教授選考的關鍵就在於『你能招來多少病人(3)』」。因為這樣才能提高大學的評價，延續醫院的利益(4)。

因此，能夠擺脫學閥或學歷的迷思，任命臨床技術優秀的醫師為教授（負責人）的轉變實屬難得。但從這點來看，會成為教授的人選脫不了擅長手術、也傾向動手術的外科醫師，因此就無法否認院內可能為此安排不必要的手術。

而且隨著重視臨床技術提升的教授（主事者）增加，能夠專心致志於臨床技術的基層醫師就愈來愈少。臨床研究除了確認新型治療的有效性與安全性之外，也負起讓這種新技術普及的作用，是醫學發展上不可或缺的一環。只是，隨著大學醫院愈發看重經營面，我很擔心日本的臨床研究會因此逐漸走下坡。

動手術往往伴隨著風險。如果可以不做手術就治好腰痛，自然再好不過。要說關乎腰部的疾病中，非有動手術不可的必要，就只有腳踝抬不高的運動無力性麻痹，以及排尿或排便不順的膀胱直腸障礙。

如果症狀只有疼痛，不須要一下子就跑大醫院，可以先去一般外科診所接受不須手術的非侵入性療法（Non-invasive procedure）。當醫師判斷須要動手術，再請對方引介適合轉診的大醫院即可。

而經過引介的院內醫師，也會為了不失去開業醫師的信賴，盡可能做出最完善的診斷與手術。所以我認為，**比起自己主動跑大醫院動手術，不如先接受開業醫師的引介轉診，往往可以收得更好的成效**。

「是否動手術，必須慎重決定。」為了讓各位理解這一點，我在前言提到了治療A女士的經過。接下來讓我更詳細說明A女士曾經歷的療程。

我在二〇二〇年第一次見到時年七十二歲的A女士，當時她在姊姊的陪伴下，每月一次從遠地前來看診。A女士年輕時體重約四十五公斤，但是在妊娠高血壓（妊娠毒血症）發生後，體重足足增加三十公斤，而且再也沒回復原本的體重。

她在三十八歲時去到某醫院婦產科接受了子宮肌瘤手術。但住院時突然感到腰痛，又轉往同一家醫院的骨科就診，後來醫師判斷是「腰椎椎間盤變薄，繼續惡化下去會導致椎間盤突出破裂」，於是動了腰部手術。

我一聽就覺得「繼續惡化下去會導致……」的說法毫無根據。如果當時我是A女士的醫師，我絕對不會建議動手術，而是將目標放在減輕她體內椎間盤的壓力，也就是從減重指導做起。

結果，A女士聽從那位醫師的建議，接受了在不穩定脊椎上置入固定用金屬植入物的「脊椎內固定術」。沒想到手術之後，她反而無法自主行走，於是擔憂起可能是神經沾黏等副作用引發的症狀。

三個月後，A女士又動了一次手術。這次雖取出了前次手術固定用的金屬植入物，還進行削骨，但她依舊無法走路。就這樣，A女士住院期間長達三年之久，但因為當時她的兒子還在就讀小學低年級，儘管她連走路都很困難，也只能勉強撐著身體出院。

在這之後，A女士又分別於四十八歲和六十歲時各動了一次手術，總計接受三次擴大脊柱管的手術。由於每動一次手術都會削骨，骨骼也隨之弱化。六十三歲時，A女士發生第一次的第一腰椎壓迫性骨折。

或許主治醫師是為了改善A女士的腰部問題，並在一次次深究原因之後進行了這些追加手術。但與此同時，A女士卻因行走不便而更胖後，五十三歲時併發了糖尿病。

A女士的後背上有一塊長達二十公分、上頭有著無數次手術刀痕的皮膚。再也不想動手術的她，因此來到了我的診所（圖7－1），開始接受薦椎裂孔注射療法（參照第七章第五節）。

A女士坐著輪椅來到醫院入口，在院內則是搭著陪病者的肩膀緩慢步行。看診時，她笑著對我說：「打針雖然很痛，但是這一週疼痛卻會奇妙地消失喔。不過接下來又得再痛三個禮拜。」

對於在這樣處境下依舊滿臉笑容的A女士，我打從心底感到尊敬。

圖7－1　在A女士背上進行薦椎裂孔注射X光片與側面照

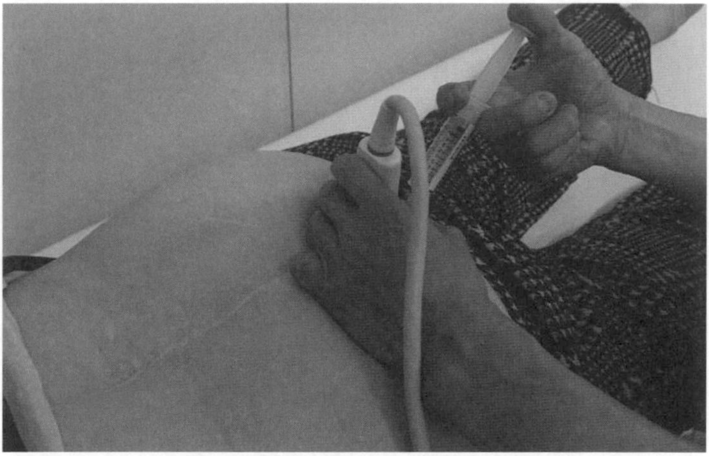

背上約20公分長的範圍布滿了手術刀痕

薦椎裂孔注射可以擴張血管促進血液流向神經，每個月注射一次，效果持續約一週

2 腰椎管狹窄症患者，可先嘗試非侵入性療法的藥物治療

根據美國一項調查，在比較曾接受切除一部分椎弓切除手術的脊柱管狹窄症患者，以及未曾接受切除手術的患者之後發現，動過手術的患者在頭幾年的治療表現較佳，可是八年過後，兩者在治療上的成效幾乎沒有差別(5)。

此外，「脊椎內固定術」會使用金屬植入物，一旦作為螺釘和金屬線固定地基的骨骼，隨著身體老化出現骨質疏鬆症狀（參照第五章第一節），就可能發生金屬植入物脫落的情況。因此接受手術好幾年後，的確可能出現治療成績轉惡化的案例。

因此，**被診斷出脊柱管狹窄症時，除非是須要緊急動手術的重大症狀，還是應該先進行非侵入性療法的藥物治療**。就算有醫生建議手術，還是不要倉促做出動手術的決定。

脊柱管狹窄症是一種馬尾神經（參照第四十六頁）與神經根（參照第四十頁）在慢

性持續壓迫下，血管逐漸變細，營養難以輸送至神經而引發的疾病。除了會劇烈的疼痛，站起來或走路時，雙腿都會出現發麻無力等症狀。

要有效改善症狀，第一線治療藥物是「前列腺素E1」（Prostaglandin E1，PGE1）。這款藥物具有擴張血管、加強血液循環的作用[6]，雖然幾乎沒有嚴重的副作用，但偶爾還是會出現腹瀉、噁心、皮膚搔癢感（皮膚沒有發紅或出疹仍覺得癢）等。同時要注意，這種藥並不是一吃就見效，所以不要才吃了幾天沒效就很快停藥。等服用幾週之後，應該會慢慢發現「感覺不像之前那麼糟了」，如果沒有伴隨嚴重的副作用，請持續用藥。

除此之外，脊柱管狹窄症的治療用藥還包括「普瑞巴林」（Pregabalin）「曲馬多鹽酸鹽／乙醯胺酚複方錠劑」（Tramadol hydrochloride／Acetaminophen）「丁丙諾啡貼劑」（Buprenorphine）等藥物。

普瑞巴林可以藉由阻斷位於傳遞痛感的神經連結（突觸）的鈣離子通道，來抑制神經元將疼痛的訊息傳遞到大腦，對於會出現針刺感、麻痺感的神經痛特別有效。副作用中較嚴重的是浮動性眩暈（像踩在棉花上一樣輕飄飄的感覺）。關於這種藥物的副作用，我會在後文詳細解說（參照第八章第一節）。

曲馬多鹽酸鹽／乙醯胺酚複方錠劑是一種複方藥物，結合可作用於大腦、具有強力止痛效果的「曲馬多」，以及作用於末梢神經、止痛力較差但副作用小的「乙醯胺酚」—這兩種藥物而成。結合這兩種藥物之後，就是具有強力效果且副作用極少的止痛藥，但還是偶有噁心等副作用。

丁丙諾啡貼劑是一種能作用於大腦的強力止痛貼片，從皮膚吸收後會緩慢釋放入血管，其止痛成分可以長時間在血液中維持一定的濃度。

不過，這種貼劑要在血液中達到一定的濃度，至少需要兩到三天的時間。可能有些比較在意清潔的人會排斥，但貼上一週是絕對必要的。此外，貼劑接觸的皮膚可能會引起溼疹(7)。

當各位因脊柱管狹窄症感到強烈的疼痛或麻痺感，可以請醫師開立這些處方藥服用。要是症狀能獲得緩解，就不須要匆促進行手術。一旦出現了副作用，也請盡早告知主治醫師。

3 中藥：芍藥甘草湯治療腰腿痛療效佳

腰背痛的時候，也可以嘗試中藥「芍藥甘草湯」，頗有舒緩疼痛的療效。一聽到中藥，有些人也許會認為得吃上好一段時間才有效。但是當忽然發生「腿部肌肉痙攣」，並且引發劇烈疼痛，**立刻服用芍藥甘草湯能快速見效，可說是具「速效性」的中藥**。

腰背僵硬的真正原因，說穿了就是血管收縮後，肌肉能夠運送的氧氣量減少，以至無法生成細胞內的能量來源ＡＴＰ（adenosine triphosphate，三磷酸腺苷，細胞內傳遞能量的載體分子）。如此一來，作為肌肉發動肌的肌動蛋白和肌凝蛋白就無法解離，肌肉也會持續收縮緊繃，難以獲得舒緩（參照第一章第一節）。

圖7－2　芍藥甘草湯對肌肉僵硬的影響

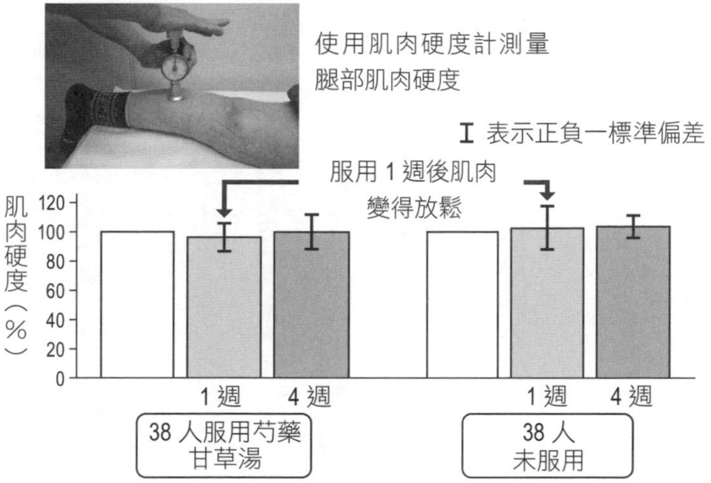

芍藥甘草湯裡的「芍藥」具有擴張血管的作用，「甘草」則有放鬆肌肉的效果[8]。實務上也有報告指出，芍藥甘草湯對於腰部脊柱管狹窄症引起的腰腿痛療效甚佳[9]。

但是服用芍藥甘草湯之後，肌肉究竟能夠舒緩到什麼樣的程度？而效果又能持續多久？為了釐清這些疑問，我請來診所的七十六名患者協助我進行測試，其中三十八人連續服用芍藥甘草湯四週，剩下三十八人不服藥，然後使用肌肉硬度計測量小腿肌肉的硬度變化[10]（圖7－2）。

結果顯示，比起沒有服藥的患者，三十八名患者在服藥一週後，小腿肌肉硬度顯著下降許多。可是四週之後，兩者間又無明顯差異。從這個結果研判，與其花上四週服用芍藥甘草湯，不如只在腰痛劇烈期間飲用一週即可。

不過，含有甘草成分的中藥會引起假性醛固酮增多症（pseudo-hyperaldosteronism，ＰＨＡ），臨床副作用表現為血壓升高、水腫、低血鈣症等等。因此，如果服用芍藥甘草湯之後，身體出現血壓上升、四肢無力、肌肉疼痛、倦怠、手腳或面部浮腫、心悸、噁心等症狀，請立刻停止服用，並尋求主治醫師協助。

有鑑於前述的幾項副作用，我認為各位**若有須要服用芍藥甘草湯，建議僅限於腰痛劇烈期間，而且服用一小段時間就好**。

4 激痛點注射以緩解緊繃疼痛的肌肉

有些患者一聽到要在腰部進行注射，就會搖頭說：「這是麻醉止痛藥嗎？如果只能短暫止痛，我想沒必要挨這一針吧。」

但是我在第一章就提過，當「疼痛」的訊息經由神經傳遞到大腦，腰背會隨著血管因疼痛持續收縮而變得更痛，也就是陷入「腰痛的惡性循環」。而**利用注射麻藥來切斷疼痛的「導火線」，就有助於脫離這樣的惡性循環**。

這種治療又叫做「激痛點注射」（Trigger Point）。**醫師一邊用手指按住患者腰部，在患者感覺「疼痛」的位置進行注射**。

激痛點注射的主要成分是麻醉藥物，但我還會再混入「活性疫苗接種兔炎症皮膚抽出液」一起注射。活性疫苗在分類上和牛痘與天花病毒同屬正痘病毒屬，和天花病毒的DNA極相似。因此，過去這種病毒的活性疫苗通常用於天花的預防接種。

如果在兔子身上注射這種蛋白，兔子體內的保護機制會分泌一種舒緩疼痛的物質。這種物質的成分對於人類安全無害，也就是我們使用的注射液。

我在為患者進行激痛點注射時，為了深入脊柱起立肌，會使用細長的注射針頭（圖7－3），然後從連結骨盆兩端線上的第四腰椎橫突處（參照第一章第五節）注射。

激痛點注射雖然可以緩解疼痛，但是這樣還不夠，還要積極搭配第二章介紹的「護腰操」等肌力練習，讓血管擴張，血液重新流入肌肉，才能真正解決「腰背僵硬」的問題，擺脫疼痛的惡性循環。

一旦疼痛獲得了緩解，別忘了要趕快讓身體動起來。充分活動身體，也是改善並預防腰痛復發的關鍵。

圖7－3　激痛點注射（使用活性疫苗接種家兔炎症皮膚抽出液）

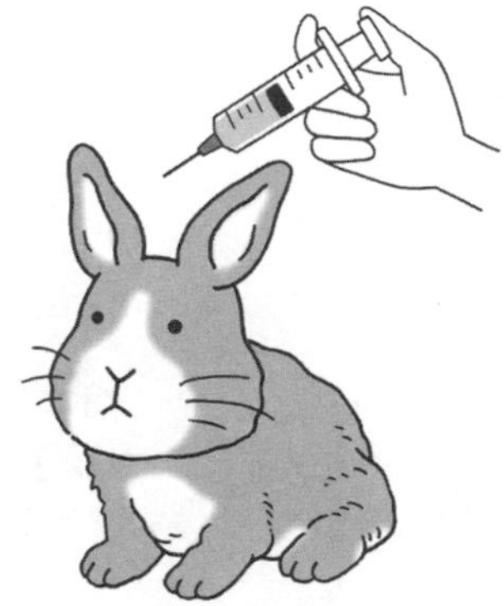

在兔子體內注射注射液之後，其體內的保護機制會分泌一種舒緩疼痛的物質

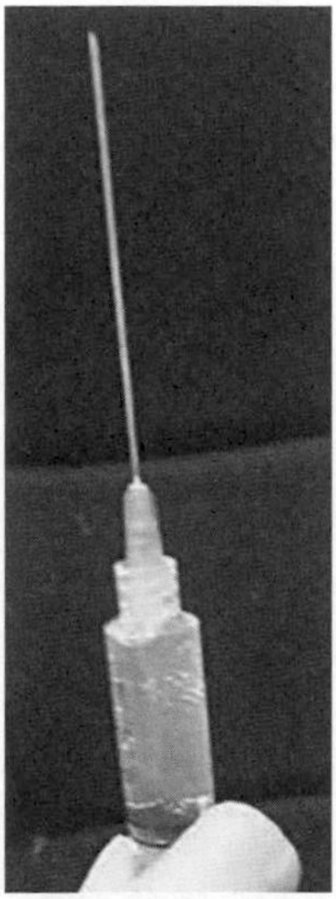

將抽出液與麻醉藥物混合，用細長針頭注射入肌肉深層

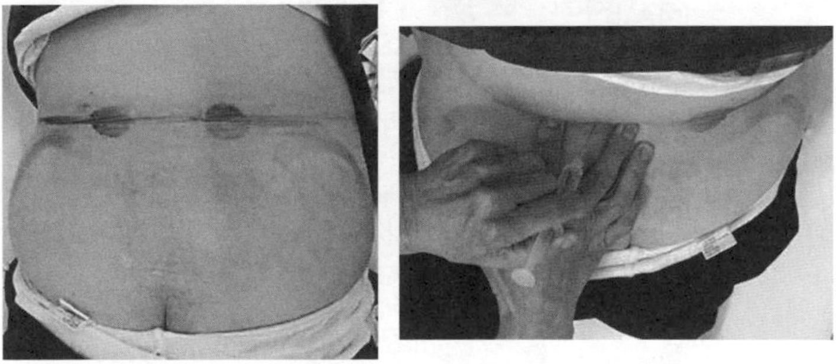

通常會從連結骨盆兩端線上的第四腰椎或第五腰椎橫突處注射

5 採取可以擴張血管的薦椎裂孔注射療法，擺脫坐骨神經痛

罹患椎間盤突出或脊柱管狹窄症，會導致大腿到小腿內側出現劇烈疼痛，這是因為經過雙腿的神經在腰部被壓迫後引發炎症所致。也就是常見的「坐骨神經痛」。

為了切斷坐骨神經痛的惡性循環，我除了開立消炎止痛藥、指導患者做護腰操與肌力練習，也會讓患者穿戴護腰（參照第六章第三節）並服用能作用於神經的普瑞巴林、曲馬多鹽酸鹽/乙醯胺酚複方錠劑。然而，當前述的作法都無法有效改善症狀，**還有一種硬膜外注射治療，可以將擴張血管、促進血液流向神經的藥物，經由薦骨裂孔精準注入神經受壓迫部位**。

薦骨裂孔正好位於神經管（脊椎管）末端、股溝上端。進行注射時，首先讓患者臉朝下呈俯臥姿勢。然後利用與股溝上端垂直的超音波回聲診斷裝置的鏡頭，看見神經管

圖７－４　通過薦骨裂孔的硬膜外注射

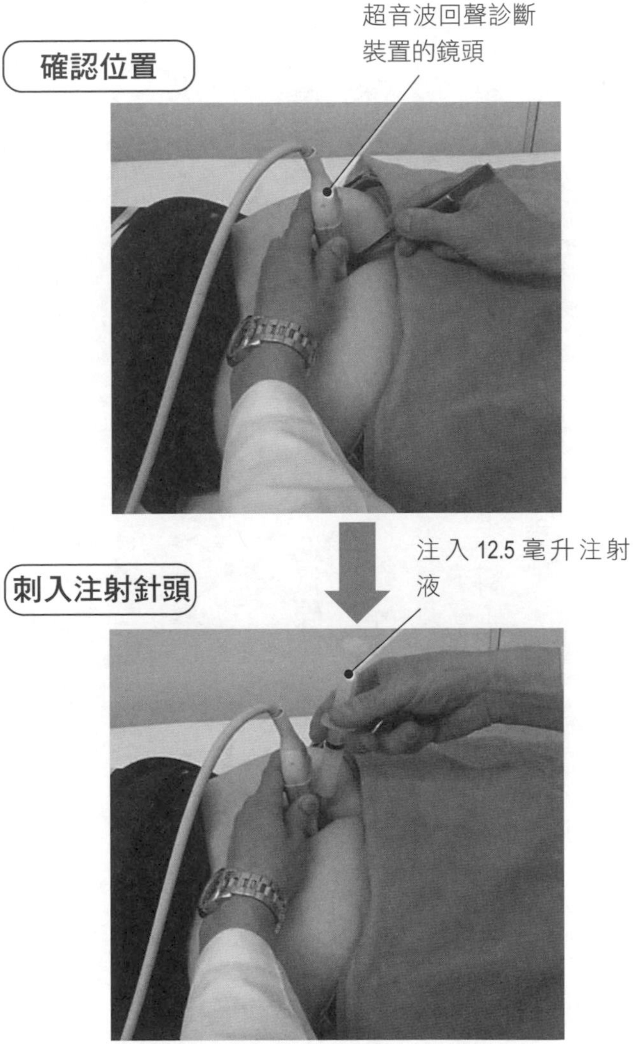

的位置。

為了避免感染，皮膚與診斷裝置的鏡頭都要消毒三次，再將注射針頭從皮膚表面緩緩刺入，並從鏡頭與手指的感覺讓針尖深入神經管，注入注射液。這種注射液是能緩解神經炎症的類固醇與生理食鹽水的混合液，具有讓血管擴張、促進血液流往神經的效果。每週注射一次，五次為一個療程（圖7－4）。

在醫院普遍使用超音波回聲診斷裝置之前，進行硬膜外注射時，通常都是用手指觸摸突起的尾骨，來確認薦骨裂孔的位置。可是少了超音波回聲診斷裝置這種儀器的精準度，連麻醉科醫師來執行薦骨裂孔注射，都有二十五％的失敗機率[11]。

要是換成骨科醫師來操作，失敗率更高也是意料中事。尤其是較肥胖的患者不容易判定尾骨突起的位置，自然更難確認薦骨裂孔的位置。

我將二十七名脊椎椎間盤突出或腰部脊柱管狹窄症患者分成兩組，其中一組的十四人使用超音波回聲診斷裝置進行薦骨裂孔注射，另一組十三人則未進行注射，然後比較兩組的治療成效(12)。注射組同樣執行一個療程，每週注射一次，總計五次。

測試結果顯示，在治療前後羅蘭・摩里斯腰痛指數問卷項目上，使用超音波回聲診斷裝置的患者平均改善五・四個項目，比起未使用患者平均改善二・二個項目，統計學上存在顯著性差異。

而且這十四人當中，沒有一個因為使用裝置而遭到感染，或因此引發雙腿麻痺導致行動不便的狀況。

從這項研究可知，**一直以來在執行上較困難的薦骨裂孔注射，有了超音波回聲診斷裝置之後，骨科診所就可以更安全地進行這項療法**。

接下來向各位介紹B先生接受薦骨裂孔注射療法的經過。

B先生住在愛知縣，現年（二〇二〇年七月）五十七歲，從事貨運業，常常須要搬運沉重的貨物至貨架上、送至客戶手中。

二〇二〇年二月開始，B先生每次屈伸腰部時都會引起劇烈的疼痛，以至於他幾乎無法工作，只好前往鄰近的診所求助。當時診所的醫師判定是脊柱管狹窄症後建議他動手術，但B先生拒絕了。

後來B先生雖經由激痛點注射，讓疼痛的患部稍稍有點起色，但只要走幾分鐘路，腿部就會出現痙攣般的疼痛，導致他遲遲無法重返職場。這時他想起來，過去曾經因為膝痛前來我的診所進行注射療法，並且獲得改善，於是二〇二〇年三月，特地從愛知縣前來我位於大阪的診所就診。

初診時，B先生的羅蘭・摩里斯腰痛指數為十二，經X光影像檢查後，確認第四與第五腰椎間出現椎間盤距離變窄的現象。於是我讓他每週進行一次薦骨裂孔注射，總共注射五次。

等到注射完五次之後，我請B先生再做一次羅蘭・摩里斯腰痛指數問卷，這一次指數從十二降至十一，疼痛感消失，長距離行走也毫無問題。

圖7－5　B先生的X光影像

第三與第四腰椎之間、第四與第五腰椎之間狹窄

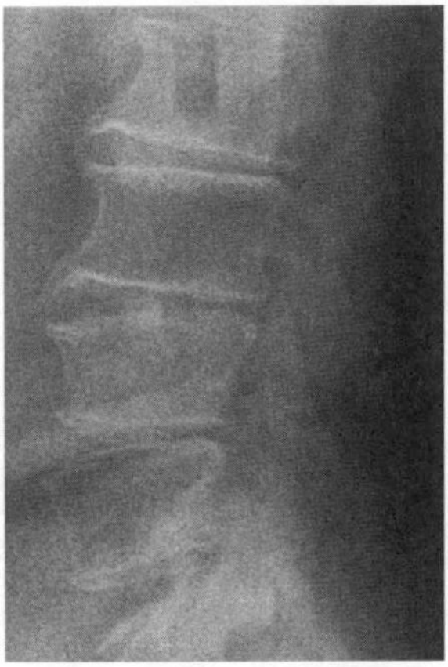

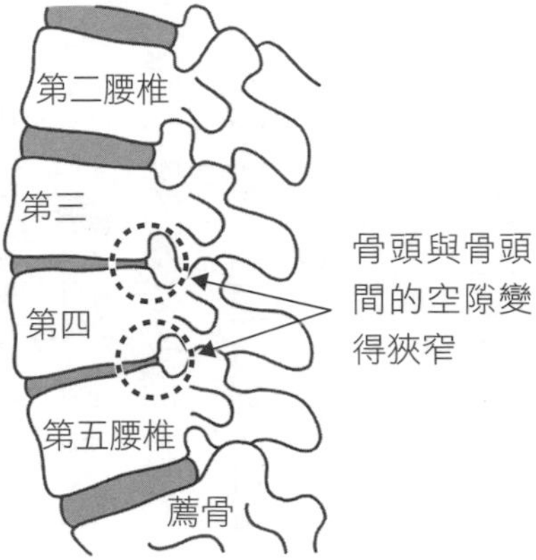

B先生的症狀是來自第三與第四腰椎之間、第四與第五腰椎之間變得狹窄，壓迫到通過其間的神經，因而引發炎症。

而通過薦骨裂孔注射療法，注射至體內的麻醉藥物與類固醇，可以減少疼痛物質釋出，同時緩解神經性炎症（圖7－5）。

6 赫尼可針劑——椎間盤突出一針見效

二〇一八年，椎間盤突出的新型注射療法「赫尼可針劑」（Hernicore），通過藥品上市許可，並且適用日本的保險給付項目。

如同我在第一章的說明，椎間盤突出指的是位於椎間盤中央的髓核往外突出，壓迫通過椎間盤後方的神經，進而引發腰痛腳麻等症狀。赫尼可針劑則可以分解髓核中的保水成分醣胺聚醣，讓膨脹的髓核收縮，緩解腰痛腿麻等不適感(13)。

我通常會向患者說明，這是一種**「可以讓壓迫神經的髓核脫水萎縮，維持原本體積的治療法」**。

「赫尼可針劑」的優點是**不須要住院，當天即可完成治療返家休養**。注射後只須觀察兩個小時，如無異狀，即可出院。這種治療既不須要動手術，更不須要削骨或在體內放進金屬植入物。

直到二〇二〇年，日本許多醫療專門學會都發表了相關研究報告，指出赫尼可針劑在椎間盤突出上具有將近七十～八十％的改善率，而且從發病到投藥時程愈短，症狀改善程度愈好[14]。

早年在歐美的醫院，為了縮小椎間盤往外突出的髓核，通常會使用青木瓜內富含的「木瓜凝乳蛋白酶」為患者注射。但後來發現，一千人中約有五人（〇・五％）會出現引發呼吸困難甚至致命的「過敏性休克」，之後便禁止進行這種治療。題外話，在中式料理的糖醋肉中加入鳳梨，會產生一種類似木瓜凝乳蛋白酶的蛋白酶成分，讓肉質變得柔軟。

採取「赫尼可針劑」進行注射治療時，雖然幾乎不會出現「過敏性休克」這種急性過敏反應，但一百人中約有五人（五％），還是可能出現濕疹等過敏反應[15]。

7 赫尼可針劑比手術引起的副作用更少

赫尼可針劑這種注射療法，適合用在符合以下五個條件的患者身上（圖7－6）：

①單側的臀部延伸至腳底有疼痛麻痺感。

②並非處在運動狀態，靜止不動時也有疼痛痠麻感。

③當仰躺且膝蓋伸直，稍微抬腿（七十度以下）就會感到腿疼痛痠麻（SLR直抬腿測試七十度以下為陽性）。

④MRI影像中突出的髓核沒有穿過後縱韌帶，而是被韌帶包裹其中的「後縱韌帶下椎間盤脫出」。

⑤症狀與MRI或X光影像中異常部分一致時。

圖7－6　適用赫尼可針劑治療的椎間盤突出症

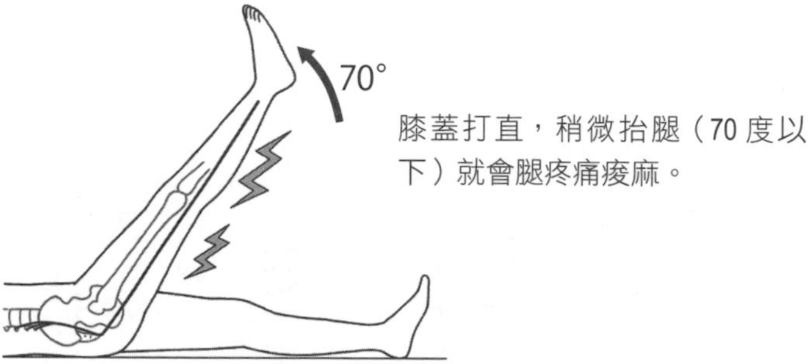
70°
膝蓋打直，稍微抬腿（70 度以下）就會腿疼痛痠麻。

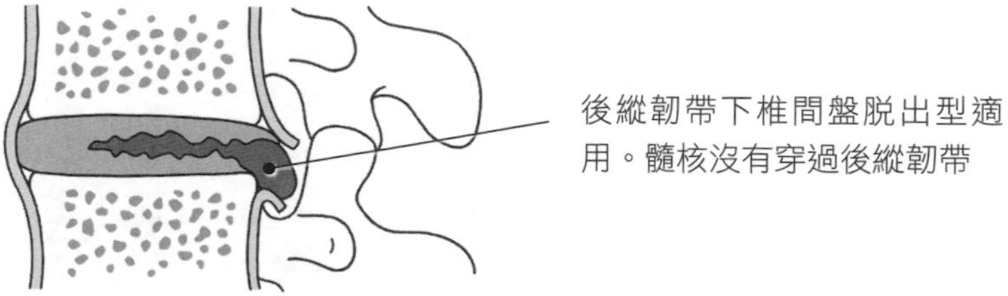
後縱韌帶下椎間盤脫出型適用。髓核沒有穿過後縱韌帶

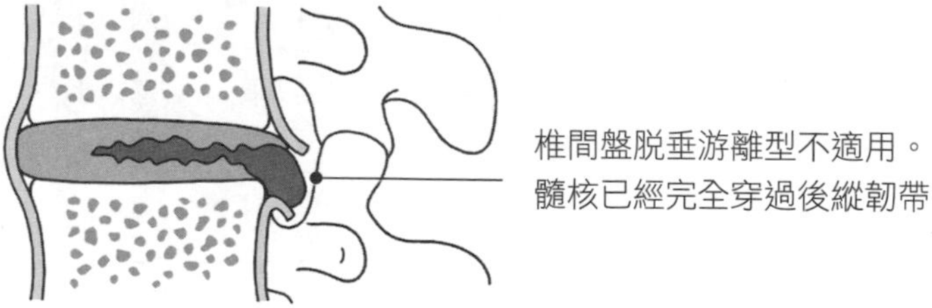
椎間盤脫垂游離型不適用。髓核已經完全穿過後縱韌帶

但問題在於，這種注射療法，目前仍是剛問世的新型療法，未來仍可能面臨變數。已有相關研究指出，椎間盤高度在進行赫尼可針劑注射後，比起注射前，三個月下來平均減少十六%；而其中四十二%的病例出現椎間盤水分含量降低的現象。

因此進行赫尼可針劑注射之後，仍須長期觀察施行治療與因椎間盤變化而出現症狀之間的關係(13)。

不過關於這一點，如果是動手術取出髓核，椎間盤也會出現高度變窄與水分含量減少的現象。

因此我預測，通過赫尼可針劑長期治療下來，其副作用應該比動手術來得更小。

目前制度上僅允許在有住院設備的院內，進行赫尼可針劑注射療法。可現實情況是，就算是能動手術的醫院，當中也很少院所敢採行這種注射療法。

第七章
重點整理

- 醫院受限於經營壓力和興起的手術熱潮，導致「不必要的手術」大幅增加。
- 一旦出現「運動無力性麻痺」和「膀胱直腸障礙」，才須要立刻動手術。
- 藉由「激痛點注射」緩解疼痛期間，請搭配「護腰操」等肌力訓練。
- 坐骨神經痛通常可以在進行「薦骨裂孔注射」五次一個療程之後，獲得有效改善。
- 「赫尼可針劑」可以讓突出的椎間盤縮小，舒緩雙腿的痠麻感。

專欄 7

雖然是須要相當小心的重大手術，卻可以拉直彎曲的脊椎

目前的脊椎手術，假如以烹調魚料理來比喻，主要分成從後背開口的「開背」以及「開腹」這兩種。

但是近年來**利用細長的內視鏡在皮膚上開個小孔後進入人體，就可以從螢幕的畫面中清楚看見體內，這種直接從側腹矯正脊椎的技術進步神速**。

這種技術叫做「低侵入性側路椎間融合術」（Lateral Lumbar Interbody Fusion，簡稱LIF）。「低侵入性」指的是和過去開背或開腹比起來，「對身體造成的負擔較小」的意思。

芝加哥拉什大學醫學中心（Rush University Medical Center）發表了一分針對因老化而脊椎彎曲的一〇七名患者，進行從側位矯正脊椎手術的報告(16)。

攤開兩年後的成績，脊椎前彎的患者平均矯正五・九度，側彎患者平均矯正五・七度，而且其中有八十七%的患者相當滿意手術結果。

日本國內也有大學結合了內視鏡側路椎間盤矯正手術，以及從後背開口的脊椎矯正手術，為四十位脊椎彎曲患者進行治療(17)。結果成為極具代表性的案例，脊椎前彎患者平均矯正達到三十度。

雖然是須要相當小心的重大手術，卻可以拉直彎曲的脊椎。

如果是脊椎變形嚴重、遲遲治不好腰痛的患者，不妨先試著諮詢值得信賴的骨科醫師，慎重討論是否要接受手術。

參考文獻

1 讀売新聞：二〇一四年十一月十四日最終版。
2 《白色巨塔》白い巨塔，山崎豐子，麥田。
3 《間違いだらけの病院選び》小林修三，PHP新書，初版，二〇一五年。
4 《医学部》鳥集徹，文春新書，初版，二〇一八年。
5 〈Spine.〉40: 63-76, 二〇一五年 ,Lurie JD, et al.
6 〈Modern Physician.〉39: 307-309, 竹林庸雄，二〇一九年。
7 〈整形・災害外科〉62: 1331-1338, 尾形直則，二〇一九年。
8 芍薬甘草湯②，日經廣播電臺「漢方トゥディ」，二〇一四年二月十二日播出，廣田薰。
9 〈痛みと漢方〉28: 58-61, 田中壽典等人，二〇一八年。
10 〈骨科〉66: 521-524, 戶田佳孝，二〇一五年。
11 〈Tsui BC: Anesthesiology.〉91: 374-378, 一九九九年。
12 〈整形・災害外科〉55: 1255-1259, 戶田佳孝等人，二〇一二年。
13 〈脊椎脊髓 Journal〉3: 1065-1070, 坂野友啓等人，二〇一九年。
14 〈脊椎脊髓 Journal〉32: 1071-1077, 岡田英次朗等人，二〇一九年。
15 〈脊椎脊髓 Journal〉32: 1057-1063, 千葉一裕等人，二〇一九年。
16 〈Spine.〉2013 38: 1853-1861, Phillips, et al, 二〇一三年．
17 骨科最小侵襲手術 Journal 82: 51-60, 森平泰，二〇一七年。

第八章
小心治療腰痛藥物的副作用！

1 普瑞巴林有暈眩或嗜睡的副作用

如同前一章所說，當我們因為腰痛而前往醫院就診，醫師會開立各式各樣的止痛處方藥物。

若是輕視腰痛問題，甚至擱置不理，就會導致「腰痛的惡性循環」，疼痛也會愈發惡化（參照第一章第二十七頁）。因此不能輕忽身上的疼痛，務必要按照醫師指示服用止痛藥。然後，趁著疼痛緩解期間，開始作些本書推薦的護腰操等肌力練習，才能真正有效改善腰痛，並預防復發。

但是**藥物都有副作用，尤其是涉及止痛的藥物，胡亂服用反而會造成嚴重的後果、甚至有害健康**。所以，事先了解這類藥物的副作用，按正確方式服用非常重要。

在這一章，我將總結腰背痛的因應對策，並且詳細解說藥物的副作用。

首先，是**對出現針刺或麻痺感的神經性疼痛特別有效的普瑞巴林**（Pregabalin）。

一些臨床試驗已經證實，這種藥物對於「帶狀皰疹後神經痛」「脊髓損傷後的慢性疼痛」「纖維肌痛症」具有療效，但是還無法確知，是否對伴隨椎間盤突出或脊柱管狹窄症而來的「坐骨神經痛」，具有同樣的止痛效果。

不過，基於「普瑞巴林應該適用於各種神經性疼痛」這樣的推測，一般骨科也會使用在患有坐骨神經痛，或是因腿部疼痛痠麻被診斷為「神經病變性疼痛」的患者上。

事實上，大部分的腳麻症狀，即使經過影像檢查依舊找不出發病原因。大多只是自覺症狀，而非身體真的出了問題。因此面對患者只說「覺得腳麻麻的」時候，醫師通常會採取輕鬆的態度對應，開立普瑞巴林給患者服用。

不過，這種藥物會出現**眩暈、嗜睡、喪失意識等副作用**。普瑞巴林的副作用發生率為十二・五％，其中七・三％是嗜睡或眩暈，占了一半以上的副作用（頭暈三・一％、眩暈二・一％、噁心二・一％）。

在醫師的這種態度下，許多患者會從睡前一錠（二十五毫克）開始服用，若沒有出現，就副作用每次加一錠。等到下一次回診，有些醫師還會追加晨間用藥(1)，到頭來反而讓患者吞下一堆止痛藥。過去來到我診所就診的患者當中，還有人最大用量達到八錠。

當時在診所，那位患者告訴我：「那段時間，即便清醒也是昏昏沉沉的。」也就是說，藥物引發了強烈的嗜睡副作用。但這種情況不只發生在那位患者身上，許多服用普瑞巴林的人也都會在日常生活中不時打瞌睡，甚至跌倒。

更嚴重的是，也有報告指出，服用這種藥物的人容易造成交通事故。如今高齡駕駛者引發的事故風險已成為安全管理的一大課題，所以要是各位正在服用這種藥物，請絕對不要開車上路。

還有一種藥物叫「度洛西汀」（Duloxetine），近年來也像普瑞巴林是常見的處方藥物。其實這類藥原本是「SNRI（正腎上腺素與血清素回收抑制劑）」類抗憂鬱藥。我在第二章也提過，當精神壓力大到使腦部產生變化，就可能導致腰痛慢性化。度洛西汀從二〇一六年開始在實務上用於治療「慢性腰痛」之後，也成了外科常見的處方藥物（參照第二章第九十六頁）。

當然，如果人一直處在強烈的精神壓力下，腰痛本來就會漸漸惡化。因此在某些情況下，這類抗憂鬱藥物的確發揮了效用。可是也有研究證實，這類藥物會引起**情緒不安**

與焦躁感，甚至出現恐慌發作等精神症狀。

事實上，我也遇過有患者雖然服用了這類藥物，腰痛卻始終沒有獲得改善的。那位患者看診時曾說：「反倒是內心的不安感愈來愈強烈。」針對慢性腰痛所開立的處方藥物，大多不見得真正對症下藥。腰痛背後的主要原因真的是精神壓力嗎？我認為必須經過審慎評估，再行開立適當的藥物。

假使各位讀者也因腰痛前往醫院看診，並在處方箋上看到度洛西汀，請一定要向主治醫師確認這種藥物對自身症狀的必要性，同時表達對副作用的擔心。等醫師詳盡回覆後，再依指示服用。

2 同樣用於止痛，乙醯胺酚的副作用較少

傳統的止痛藥物也要多加留意。以日本國內常見的止痛藥為例，幾乎都是「非類固醇消炎止痛藥」。醫事人員間都稱作「ＮＳＡＩＤｓ」。

這類藥物具有抑制體內生成會引起疼痛或發炎的「前列腺素」的作用，而且效果相當好。腰痛之外，也適用於頭痛、生理痛等各式各樣的疼痛症狀。

可是，前列腺素在引發疼痛與腫脹時，也會同步擴張血管，促進血液循環。如果使用ＮＳＡＩＤｓ來抑制前列腺素的活性，反倒會**造成血管收縮、大量毛細血管（絲球體）聚集的腎功能低下問題**。

其中要特別注意的是一種ＮＳＡＩＤｓ代表性藥物**「洛索洛芬」（Loxoprofen）**。尤其是許多高齡者往往因老化而導致腎功能衰退，如果腰痛或骨折後還持續服用這種藥物，就有引發腎功能不全或心衰竭的危險。

只要曾經因為服用NSAIDs而導致腎功能下降，這一生都無法回復至最初的狀態。洛索洛芬雖具有起效快的抗炎止痛作用，但建議不要服用超過一～兩週。

其實去日本藥妝店也買得到洛索洛芬，只不過它並不是能隨意服用的藥物。**特別是高齡者，還是建議服用乙醯胺酚（Acetaminophen）來止痛比較保險。**乙醯胺酚主要作用在大腦的中樞神經，可以抑制前列腺素生合成，止痛效果雖不像NSAIDs類藥物那麼強，但是副作用肯定少很多。

在美國，用於腰痛的止痛藥消費數量上，NSAIDs約占二十二％，乙醯胺酚約二十八％；而在義大利，比起NSAIDs的三十％，乙醯胺酚則多達約五十％。副作用少的乙醯胺酚更受到廣泛使用。

相較之下，日本國內在肌肉骨骼疾病的治療上，NSAIDs就占了九十六％的處方用藥，乙醯胺酚卻只有一％[2]。由此可知，國內醫師在治療相關疾病時很可能會開立NSAIDs類藥物，所以當腎功能或心臟功能不佳的人因腰痛求診，別忘了提前告知醫師自己的身體狀況。

就算要使用洛索洛芬或雙氯芬酸鈉（Diclofenac sodium）等NSAIDs處方藥物，也請在急性腰痛期間服用就好。接下來，等一～兩週腰痛緩解之後，**請再詢問主治醫師：「聽說歐美國家也會使用副作用較少的乙醯胺酚，這種藥也適用我的症狀嗎？」**

如果你的主治醫師沒有回答這個問題，我想還是改看別家比較好。

3 在腰上貼藥布，小心貼出溼疹

腰痛患者上門求診時，藥布也是常見的處方之一。不少人是為了拿藥布才往返外科診所。但要小心**藥布其實有副作用——接觸性皮膚炎，也就是所謂的「藥布疹」**。

接觸性皮膚炎的原因之一，就是皮膚對於藥布中含有的成分產生過敏反應。但我認為還有一個更直接的原因。當我們撕下藥布，容易造成真皮組織（表皮下的細胞）剝落，就像「因幡的白兔*」那樣，皮膚表面變得又紅又癢(3)。

因此，**對藥布容易過敏起疹的人，可以在藥布上或邊緣塗上一層嬰兒油，等藥布與皮膚間充分滋潤後，再慢慢撕下藥布**。如此一來既不會傷到真皮層，也可以抑制藥布疹反應。

---

*註：《古事記》裡一則上古神話，一隻白兔游到因幡國時，欺騙鱷魚在海中排成一排讓牠跳上岸，計謀遭識破後被鱷魚剝了皮。

要是出現了藥布疹卻擱置不管，就容易遭細菌感染造成化膿。但有時候我們不容易查看貼在腰上的藥布與皮膚狀態，當感到藥布下肌膚刺痛時，可以請家人或主治醫師協助，確認是否有過敏反應。如果發現遭到感染化膿，請盡快使用含抗生素成分的外用皮膚藥，塗在患部上。

除了要小心引起藥布疹，也要留意藥布中含有的**可多普洛菲（Ketoprofen）**成分。這種成分會引發「光過敏反應」（Photoallergic Reaction），一旦暴露在陽光下、與紫外線產生反應之後，皮膚上就會出現曬傷的症狀（圖8－1）。

可多普洛菲大約會留在體內四週才排出，所以也可能突然就冒出症狀。一般來說，過敏反應通常發生在藥布與皮膚的貼合處；但也會發生在其他部位。

所以，本身有光過敏體質的人，過敏症狀消失之後，出外還是要多套件長袖，或穿戴袖套等可以擋住紫外線的防護用品。因為就算可多普洛菲已經從體內排出，光過敏體質並不會消失，也有例子是過好幾個月後再度引起症狀的。

圖 8－1　藥布疹的感染案例

自己難以注意到後背，背上又容易流汗，因此感覺到「後背刺痛」時，患部其實已經遭到了感染

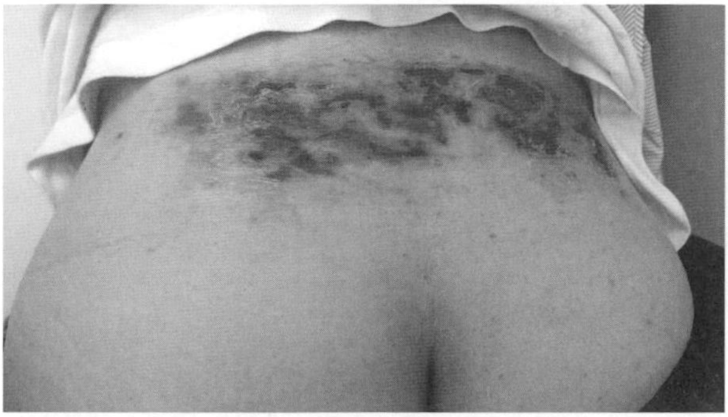

光過敏反應

之前藥布貼合的皮膚部位照射光線後出現曬傷痕跡。不只是藥布貼合處，從皮膚撕除藥布後，引起光過敏的成分會殘留，接下來 4 週都要避免接觸紫外線

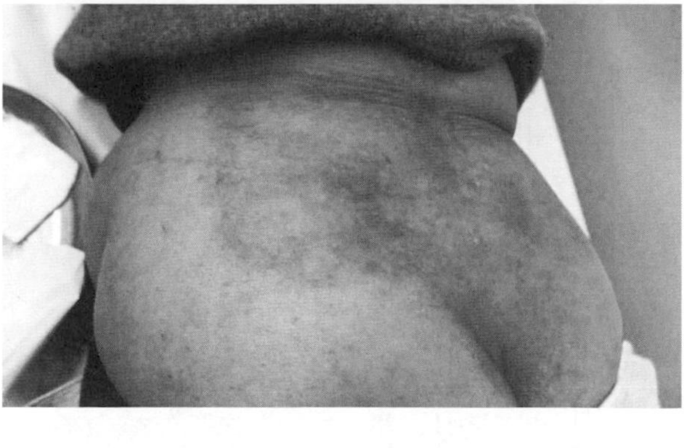

4 比起貼藥布，更推薦使用不會出現過敏反應的藥膏

近年來，東南亞國家也受到日本文化廣泛影響，市售的外用藥布逐漸普及，但是在歐美各國，藥布卻始終流行不起來。這是因為比起藥布，歐美國家的人在腰痛時還是偏好使用藥膏，也不會在其中添加讓藥布產生獨特「清涼感」的「薄荷油」這種成分。

在治療腰痛的外用藥選擇上，我個人也比較推薦使用藥膏。比起得從身上撕下來的藥布，擦藥膏並不須要煩惱起疹子的問題。不過，雖然曾有製藥公司從歐洲引入外用藥膏後，來到日本卻完全賣不動，聽說顧客不買單的原因是：「一點也不涼嘛。」

為什麼日本人會這麼喜歡藥布的「清涼感」呢？這就要說到古早日本人最初使用的藥布，是在塗抹上一種名為酒粕的調味料之後才貼上患部。當酒粕中的酒精揮發，會帶走皮膚的熱能，因此會有皮膚暫時「降溫」的清涼感。與此同時，少量酒精也會被皮膚吸收，多少可以促進血液循環。

就因血液循環變好而溫暖起來。

日本有一首膾炙人口的童謠《權兵衛先生的小寶寶》（権兵衛さんの赤ちゃん），這首童謠改了美國軍歌《共和國戰歌》的歌詞後以同樣旋律翻唱，歌詞中就出現「藥布」一詞。歌曲中描述在得了感冒的小寶寶身上「匆忙貼上藥布」，小寶寶的身體很快就因血液循環變好而溫暖起來。

日本的藥布中，除了含薄荷成分的「涼感貼布」，也有含辣椒素的「溫熱型貼布」。這種溫熱貼布在辣椒素作用下會擴張皮膚血管，讓身體變得溫暖。

常常有腰痛患者問我：「是溫熱型貼布對身體比較好呢？還是涼感貼布比較好？」這時我會從醫學的角度回答：「如果身體沒有因腰受傷後造成內出血的情況，可以讓身體變得溫暖、促進血液循環的貼布，對腰痛更有幫助。」(4)

就像這樣，總之日本人非常在意藥布的「冷」與「熱」。但實際上，清涼感也好、溫熱感也好，都沒有直接緩解腰痛的效果，只有藥布中所添加緩解炎症的藥劑，才能真正舒緩疼痛。

藥布也有分別。主要成分是「水楊酸甲酯」（Methyl salicylate）這種消炎劑，以及

「吲哚美辛」（Indomethacin）或「洛索洛芬」「雙氯芬酸」這類NSAIDs藥物作為主要成分。

水楊酸甲酯具有緩解炎症的作用，但在對抗炎症和止痛的效果上，還是不如含有NSAIDs藥物的藥布。雖然我在前面提過，NSAIDs成分進入血管後會引發副作用，但因為這是貼在皮膚的外用藥布，不像直接服藥那樣會被身體大量吸收，所以不用太擔心。

如果是直接上藥局購買，藥局內除了NSAIDs成分的藥布，也會販售同成分的外用藥膏。喜歡清涼感的人就買藥布，但是**容易過敏起疹的人不妨先放下對「清涼感」的執念，試著改擦藥膏吧**。

第八章
重點整理

- 可緩解神經性疼痛的「普瑞巴林」，往往也容易因服用後出現暈眩或嗜睡等副作用，造成跌倒或意外事故。
- 腰痛治療上常見的抗憂鬱藥物「度洛西汀」，會引起不安與焦躁感。
- 腎功能低下的人或高齡者，在使用「洛索洛芬」這類NSAIDs藥物時要格外注意。
- 外用藥布會引起「發疹」或「光過敏反應」等副作用。
- 不管是「涼感貼布」或「溫熱型貼布」，都沒有直接緩解腰痛的效果。

專欄 8

小心按摩或整骨引起「骨折」！

藉由按摩或整體來舒緩緊繃僵硬的腰部，不僅可以讓心情愉悅，也因血液循環變好而讓睡眠變得更深沉，全身彷彿都放鬆了下來。但是也要非常小心可能的「骨折風險」。

在許多不當按摩或推拿所引起的意外中，骨折就占了高達五十八%[5]。尤其是低位肋骨中的第十一與第十二根肋骨，由於沒有和前方的胸骨連在一起，一旦受到壓迫就容易造成骨折。

經由按摩或推拿引起的骨折，原因不光是按摩師或推拿師本身施加多大的力道，也可能和當事人罹患骨質疏鬆症有關。曾有一項調查就指出，按摩引發的骨折風險在六十～六十九歲為四十八・一％；七十～七十九歲為五十一・五％；八十歲以上更高達八十一・三％[5]。

超過六十歲的女性即使在接受骨質密度檢查後，被告知「骨質密度與年齡相符」，也不代表處在「正常」狀態，反而是**「與年齡相符的脆弱骨骼」**才對。特別是女性往往在不知不覺中就罹患了骨質疏鬆症，更要格外注意。

此外，就算年齡不到四十九歲，身高未達一百四十六公分的人，也容易因為受到按摩或推拿的壓迫引起骨折。

所以，高齡者或體型較嬌小的人在接受按摩時，**事先告知按摩師「背部請不要按太大力」，是較為保險的作法**。

參考文獻

1 〈Orthopaedics.〉32: 111-119, 折田純久等人，二〇一九年
2 〈医薬品安全性学〉1: 13-30, 平田純生等人，二〇一五年
3 薬局 64: 3153-3157, 川原康慈，二〇一三年
4 《腰痛診療ガイドライン 2019》，日本骨科學會診療指南委員會，南江堂，二〇一九年。
5 鍼灸手技療法教育 4: 37-41, 栗原勝美等人，二〇〇八。

結語

近年來，醫學界在腰痛診斷與治療上雖有驚人的進展，但諸如脊椎內固定術、骨質疏鬆症治療藥物和影像診斷系統等等，幾乎都是相當昂貴的醫療。

在前言提過，日本國內受「腰痛」困擾的人口比例已經遠超過其他症狀，不僅在男性間高踞首位，連在女性中也登上第二名。如果這些罹患了形同日本國民病的腰痛患者，大量前往醫院接受昂貴的檢查或治療，肯定會壓得社會保險財政喘不過氣來。為了避免這種後果，我們每一個人都要靠自己的努力來治好腰痛。

因此，我在這本書中介紹的腰痛療法，從放鬆肌肉的「簡單護腰操」、鍛練腰背的「簡單肌力練習」、供給神經營養的「飲食療法」、輔助脊柱管狹窄症患者的「步行輔助車」、緩解壓迫性骨折疼痛的「護腰」等等，都是花不了多少錢，又能確實取得成效的方法。

還有，不要因為疼痛就匆促決定動手術，以及在服藥與貼藥布前須徹底了解相關的副作用。想要在日常生活中與腰痛和平共處，這些都是絕對要知道的事。

退化性關節炎也是我致力研究的專業領域，我在二〇一二年出版的著作《9成的膝痛可以自己治好》（暫譯。9割のひざの痛みは自分で治せる，中經出版，現KADOKAWA），多年來承蒙讀者支持，在日本累積銷售已經來到十五萬冊。

本書的推手是大渕隆先生（現三笠書房），他當時向我提議：「很多人深受膝痛困擾，可是受腰痛所苦的人似乎更多。戶田先生要不要寫一本不須要動手術（非侵入性治療）也能治好腰痛的書呢？」這分新書提案如今能付梓出版，我對三笠書房團隊抱著由衷的感謝。

此外，在以著作《新藥的圈套　子宮頸癌、失智症：10兆日圓的黑幕》（暫譯。新

薬の罠 子宮頸がん、認知症…10兆円の闇，文藝春秋）榮獲第四回日本醫學Journalist協會大獎的鳥集徹先生諸般建議下，本書的組織架構也變得更為完整，還加入了許多豐富的知識，實在萬分感謝。

再來，當然少不了要感謝每一位前來戶田診所就診、同時不吝協助我各項研究的患者們。如果沒有這些患者親身接受我的治療，就不會誕生書中這些經過實證的腰痛療法。同時，我也要深深感謝我在前言中提到的A女士。多年來，她歷經艱難、承受多次手術，卻仍常保微笑，並且同意讓我在書中分享其治療經驗給更多無助的腰痛患者。

我衷心期盼對於翻開這本書的各位讀者能在本書的幫助下，過著「遠離腰痛」且更加長久的健康壽命。

最後，再次感謝各位的閱讀與支持。

戶田佳孝

Note

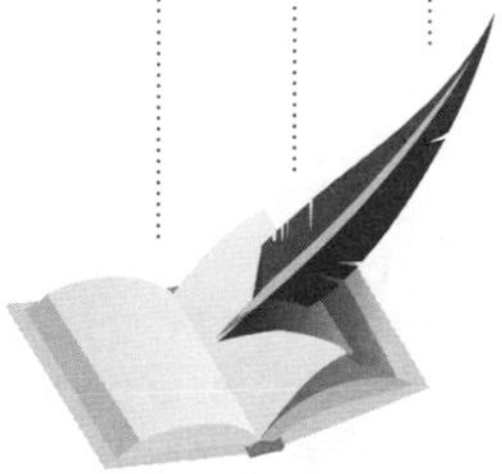

國家圖書館出版品預行編目(CIP)資料

護腰輕鍛鍊：一天一分鐘,即刻緩解疼痛/戶田佳孝作；周奕君譯. -- 初版. -- 新北市：世茂出版有限公司, 2023.11
面；　公分. -- (生活健康；B506)
ISBN 978-626-7172-66-7(平裝)

1.CST: 腰 2.CST: 運動健康 3.CST: 健康法

416.616　　112014591

生活健康B506

護腰輕鍛鍊：一天一分鐘，即刻緩解疼痛

作　　者／戶田佳孝
譯　　者／周奕君
主　　編／楊鈺儀
責任編輯／陳怡君
封面製作／Chun-Rou Wang
出 版 者／世茂出版有限公司
地　　址／(231)新北市新店區民生路19號5樓
電　　話／(02)2218-3277
傳　　真／(02)2218-3239（訂書專線）　單次郵購總金額未滿500元（含），請加80元掛號費
劃撥帳號／19911841
戶　　名／世茂出版有限公司
世茂網站／www.coolbooks.com.tw
排版製版／辰皓國際出版製作有限公司
印　　刷／世和彩色印刷股份有限公司
初版一刷／2023年11月

ISBN／978-626-7172-66-7
EISBN／9786267172681 (PDF) 9786267172698 (EPUB)
定　　價／360元

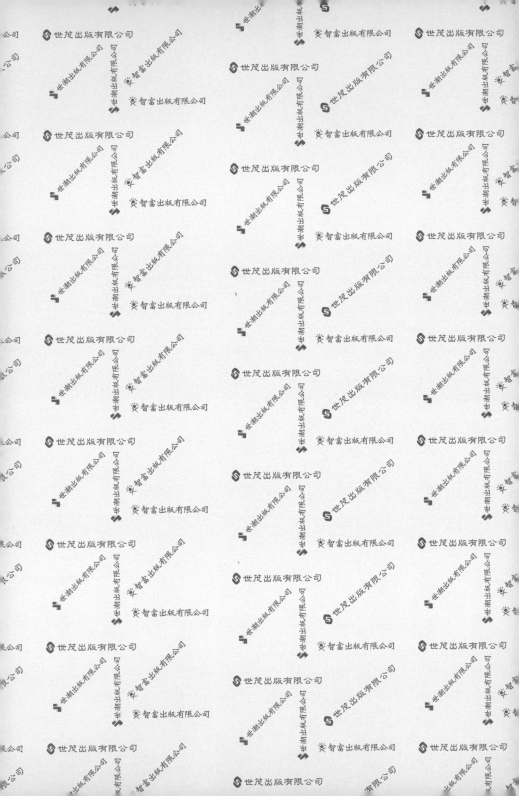